新编疾病护理与管理

主编　王瑞云　郑芹英　李俊芝　张　瑜　马　翠

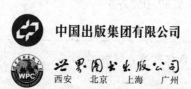

中国出版集团有限公司

世界图书出版公司
西安　北京　上海　广州

图书在版编目（CIP）数据

新编疾病护理与管理/王瑞云等主编.—西安：
世界图书出版西安有限公司，2023.6
　ISBN 978-7-5232-0527-3

Ⅰ.①新… Ⅱ.①王… Ⅲ.①护理学 Ⅳ.①R47

中国国家版本馆CIP数据核字（2023）第118795号

书　　名	新编疾病护理与管理
	XINBIAN JIBING HULI YU GUANLI
主　　编	王瑞云　郑芹英　李俊芝　张　瑜　马　翠
责任编辑	王少宁
装帧设计	济南睿诚文化发展有限公司
出版发行	世界图书出版西安有限公司
地　　址	西安市雁塔区曲江新区汇新路355号
邮　　编	710061
电　　话	029-87214941　029-87233647（市场营销部）
	029-87234767（总编室）
经　　销	全国各地新华书店
印　　刷	山东麦德森文化传媒有限公司
开　　本	787mm×1092mm　1/16
印　　张	11.25
字　　数	220千字
版次印次	2023年6月第1版　2023年6月第1次印刷
国际书号	ISBN 978-7-5232-0527-3
定　　价	128.00元

编委会

护理学是将自然科学与社会科学紧密联系起来的、为人类健康服务的综合性应用科学。护理工作是医疗工作中不可缺少的重要组成部分。随着现代医学发展的不断加快，人们生活水平的提高，护理模式与护理观念也在不断更新，护理工作内容更加趋向多元化，"以人为本"的整体护理理念逐渐深入人心；同时护理管理的应用范围不断扩大。这就对护理人员的知识结构和临床技能提出了更高的要求，现代护理工作者必须不断学习，交流临床护理经验，熟悉并掌握新的护理学进展，才能跟上护理学发展的步伐，更好地为患者服务，为人类的健康保驾护航。为了帮助广大护理工作者在工作中更好地认识和了解相关疾病，提高自身护理技能水平，我们邀请多位护理领域的专家，结合中西方最新护理研究成果，融入护理新概念，编写了《新编疾病护理与管理》一书。

本书理论联系实际，从临床实际出发，先介绍了护理管理；后介绍了临床各科室的护理，包括消化内科、血液内科、神经外科等，主要从疾病的病因及发病机制、临床表现、诊断、实验室检查、治疗、护理评估、常见护理问题、护理措施及健康指导等方面进行了系统地阐述。本书内容新颖、丰富，论述充分、全面，理论与实践相结合，实用性强，不仅涵盖常见科室疾病的护理，而且包括全面的护理实践指导。另外，本书还融入了护理学新概念和最新的临床研究成果,具有科学性、权威性、新颖性的特点。本书适合护理管理者、科研教育工作者、医院护士、实习人员及进修人员参考阅读,对提高护理人员工作水平有重要的意义。

由于医学处于不断发展的阶段,医学知识日新月异。加之本书编者较多,自身学识和经验有限,且各自编写风格不尽相同,书中存在的不足和疏漏之处,诚恳期望广大读者批评指正,以便我们学习和改进。

《新编疾病护理与管理》编委会

2023 年 1 月

C ontents 目 录

第一章

护 理 管 理

第一节 护理组织管理

在医院的管理系统中,护理部是医院护理工作专业管理职能部门,它需要与医院行政、医务、医技、科教及后勤等部门相互配合共同完成医院的医疗、护理、预防、教学、科研等工作。因此要求护理部有完善的护理管理组织体系,实施垂直管理,达到职责明确、责权统一、监督有力,保证医院质量管理实现总体目标。

一、医院护理管理体系

二级和二级以上的医院应设护理部,实行院长(或副院长)领导下的护理部主任负责制。三级医院实行护理部主任—科护士长—护士长三级管理;二级医院实行总护士长—护士长二级管理。医院应当通过公开竞聘,选拔符合条件的护理人员从事各级护理管理工作。

三级护理管理组织结构:300 张病床以上有条件的三级医院设专职护理副院长,可兼任护理部主任,另设副主任 1～2 名,可设干事 1 名;500 张病床以上的三级医院设护理部主任 1 名,副主任 1～3 名,病区、门急诊、手术部根据工作任务及范围可设科护士长及护士长。

二级护理管理组织结构:二级医院设总护士长 1 名,可设干事 1 名。病房、门急诊、手术部、消毒供应中心设护士长。

护理部根据护理活动的要求设置相关委员会,如护理质量持续改进委员会(即质量管理组,包括门急诊组、病房组、危重症组、手术部组、消毒供应中心组、专科护理小组等)、教学及继续医学教育委员会、安全管理委员会、科研委员会等。各委员会要根据其工作特点制订职责范围、工作内容、工作程序以及考核标准等。

二、护理部管理职能

护理管理职能是实现管理目标的重要保证,是通过护理管理者运用管理职能对管理对象施加影响和进行控制的过程。

(一)计划职能

计划是护理管理职能中最基本的职能,是管理的重要环节。计划能使决策具体化,使管理者在工作前有充分的准备。计划要通过科学的预测、权衡客观需要和主观可能,针对未来一段时间内要达到的目标和有待解决的问题去进行组织安排,制订实施方案,合理使用人力、财力、物力和时间,确保目标的完成和问题的解决。

(二)组织职能

组织是实施管理的手段,是为了实现目标,对人们的活动进行合理的分工和组合、合理的配备和使用资源。在管理中必须通过组织管理对管理中的各要素和人们在管理中的相互关系进行合理、有效地组织,才能保证计划的落实和目标的实现。组织工作主要有以下内容。

(1)按照目标要求合理地建立组织机构和人员配备。

(2)按照业务性质进行分工,确定各部门的职责范围。

(3)确定各级管理人员的职责和权力。

(4)为了保证目标实施和工作顺利进行,须制订有效的规章制度,包括考核、晋升、奖惩等制度。

(5)建立信息沟通渠道,及时反馈各部门的信息。

(6)对各级护理人员进行培训。

(三)领导职能

领导是一个对组织(或群体)内的部门或个人的行为施加影响,以引导实现组织目标的过程。领导的本质是处理人际关系,通过沟通联络等方式影响组织或群体中的每一个成员,促使大家统一认识,使他们自觉地和有信心地为实现组织目标而努力奋斗。领导者要为下属提供发挥自身潜能的机会,协调好组织成员的个人需要与组织效率之间的关系。

(四)控制职能

控制是对实现计划目标的各种活动及规定的标准进行检查、监督和调节。

即发现偏差时及时采取有效的纠正措施,使工作按原定计划进行。各种活动是由各要素有机地组成并且有着极为复杂的内部联系和外部联系,尽管在制订计划时尽可能地做到全面、细致、周密的考虑,制订出切实可行的方案,但在管理过程中还会出现预料不到的情况,同时各种活动要素及其相互间也会存在一些事先预测不到的变异。因此,在计划实施的过程中,一旦发生偏差就需要通过控制职能进行调节,必要时可调整计划,确保目标的实现。控制的基本步骤如下。

1.确定标准

标准是衡量成效的依据,是体现各项工作计划方案的预期效果和达标依据。

2.衡量成效

将实际情况与预期目标相比较,通过检查获取大量信息,以了解计划执行的进度和目标实施过程中的偏差。

3.纠正偏差

偏差是指实际工作状态与目标标准的偏离程度。纠正偏差主要是对已经或可能发生的偏差及时采取纠正和防范措施,如调整计划、修改指标、更换人员或改变措施等方法,以保证目标的实现。

(五)创新职能

护理管理者的创新职能就是为达到护理学科进步的目的,适应外部环境和内部条件的发展而实现的管理活动。管理活动的创新则要求管理者首先具备观念上的超前意识和理论上的超前跨越,并辅以组织结构和管理体制上的改革创新,以保证整个组织采用新技术、新设备和新方法,最终达到技术进步、学科发展和管理效能提升。

第二节　护理质量管理

一、护理质量管理原则

护理质量管理是指按照护理质量形成的过程和规律,对构成护理质量的各要素进行计划、组织、协调和控制,以保证护理服务达到规定的标准,满足和超越服务对象需要的活动过程。护理质量管理就是要管理好护理质量的每一个环节,并遵循PDCA持续改进原则,最终形成一套质量管理体系和技术方法,推动临床护理向着更加科学、规范、专业的方向发展。

(一)护理质量管理的理论基础

追溯美国医疗机构质量管理,历经"质量控制""质量保证""质量促进"3个阶段。美国有学者在1969年提出以"结构-过程-结果"模式为理论框架的三维质量结构模式,该模式也在20世纪80年代和90年代初期成为各国建立护理质量标准与评价的主要理论基础。

1.护理结构

护理结构包括护理部门的组织结构、管理层级、管理制度、护理人力配置、护理人员素质、护理培训、护理作业标准、护理技术手册及仪器设备等是否符合标准。

2.护理过程

护理过程指护理人员执行护理工作时是否依标准执行、护理过程中有无监测机制,以确保护理措施的执行是否达到可接受的水平、对于未达理想的护理过程是否进行分析,找出与标准不一致的问题,依持续改进的步骤进行改善。

3.护理结果

护理的最终目标是促进患者恢复健康状态或减轻痛苦、降低焦虑,包括患者现存或潜在的健康问题。护理结果的评价也包括患者疼痛减轻、健康护理知识提升、自我护理技能提升、减轻焦虑状态、患者对护理的满意度以及对与健康有关的行为改变。

(二)护理质量管理的原则

1.以患者为中心原则

患者是医院赖以生存和发展的基础,是医院存在的前提和决策的基础。因此,临床护理工作必须以患者为中心,为其提供基础和专业的护理服务,正确实施各项治疗和护理措施,为患者提供健康指导,并保证患者安全,把满足患者需求甚至超越患者期望作为质量管理的出发点。

2.预防为主的原则

预防为主就是质量管理要从根本抓起。首先,必须从护理质量的基础条件也就是结构层面进行控制,把好质量输入关,不合质量要求的人员不聘用,不合质量要求的仪器设备、药品材料不使用,未经质量教育培训的人员不上岗。其次是在过程层面把好每一个环节质量关,预见可能会出现的问题,防患于未然。

3.系统管理原则

医院是一个系统,由不同的部门和诸多过程组成,它们是相互关联、相互影响的。理解医院体系内各过程和诸要素之间的相互关系以及在实现组织目标过程中各自的作用和责任,并尽力关注关键过程,可以提高组织的协调性和有效性。只有将护理质量管理体系作为一个大系统,对组成管理体系中的各个要素加以识别、理解和管理,才能实现护理质量管理的目标要求。

4.标准化原则

质量标准化是护理质量管理的基础工作,只有建立健全质量管理制度才能使各级护理人员有章可循。护理质量标准化包括建立各项规章制度、各级人员岗位职责、各种操作规程以及各类工作质量标准等。在质量活动中,只有遵循各项标准,才能使管理科学化、规范化,这也是结构面管理的范畴。

5.数据化管理原则

一切让数据说话是现代质量管理的要求。通过完善的数据统计的数据分析体系,进行明确计量、科学分析并记录。管理者做决策时要求"以数据说话",因为这样可以避免主观臆断。护理结构、过程、结果质量均可量化为护理质量指标,再用具体数据来表达,用于反映真正的护理质量。从指标的特征来看,构建和应用指标开展管理工作,给管理者提供了一个落实数据化管理的切入点。

6.全员参与原则

组织内的各级人员都是组织之本,只有所有成员都充分参与到目标的实现过程中,才能充分发挥他们的价值,为组织带来效益。各级护理人员都是组织的一分子,只有他们积极参与并充分发挥其潜能,才能为组织带来收益。为了有效激发全体护理人员参与质量管理的积极性,护理管理者必须重视人的作用,应重视培训,增强质量意识,引导他们自觉参与护理质量管理,充分发挥其主观能动性和创造性,不断提高护理质量。

7.持续改进原则

持续改进是指在现有水平不断提高服务质量、过程及管理体系有效性和效率的循环活动,是全面质量管理的精髓和核心。持续改进没有终点,只有不断进取、不断创新,在原有质量基础上不断定位更高标准,才能使护理质量始终处在一个良好的循环轨道。

8.实事求是原则

质量管理应从客观实际出发,确保数据和信息的精确性和可靠性,并使用正确的方法分析数据,使作出的决策是在基于充分的数据和事实分析的基础上,减少决策不当和避免决策失误。因此,护理质量管理要求管理者对护理服务过程进行监控和测量,从得到的数据和信息中分析患者要求的符合性以及护理服务过程的进展情况和变化趋势,增强对各种意见、决定的评审和改变的能力。

9.双赢原则

以企业管理为例,一个组织难以做到从原材料开始加工直至形成最终产品,而往往是由好几个组织一起协作完成。同理,护理只有与医疗、医技、后勤等部门在"双赢"的基础上共同合作,才能为患者提供更好的服务。另外还要考虑成本效益,在满足患者需求的前提下,不应盲目追求高质量,而应根据患者的需求为其提供适度质量的医疗服务。在对医疗质量进行评价时,不仅要求其技术上具备科学性和先进性,而且要求其经济上也是合理的。

二、护理质量管理内容

科学质量管理须以目标为导向,以数据为依据。护理部应强化质量改进意识,建立护理质量管理组织,制订护理质量目标、完善护理质量标准、进行相关人员培训、落实过程质量监管并及时评价效果进行持续改进。在质量管理过程中还应充分调动临床护士积极性,主动参与质量管理过程,使全员参与、持续改进。

(一)建立护理质量管理组织

护理部应下设护理持续质量改进委员会(质量管理组),人员构成合理,由护理院长、护理部主任、科护士长、病房护士长及护理骨干等组成,形成持续质量改进网络结构,对全院护理质量进行全员、全过程监控。委员会组长必须由护理部主任担任并参加护理质量检查,以便掌握全院护理质量动态、改进工作。护理质量持续改进委员会可根据实际情况下设护理质量监控委员会、护理质量标准修订委员会、护理质量保证委员会,并从病房管理、护理文件书写、护理安全、护理技术操作等方面设立相应的小组。

(二)制订护理质量目标

护理质量目标是护理质量管理工作的核心,应以书面形式体现。护理质量目标应与医院质量方针、目标一致。质量目标必须满足以下要求:①切实可行;②在规定时间内可以达到;③可测量或可定性;④目标之间按优先次序排列,不可以相互矛盾;⑤护理管理者应该随时根据政策、法规和竞争环境等方面的变化修订其质量目标。各管理部门可对总体目标进行分解,并且量化成具体的指标进行衡量,让各个组织成员的工作能够有的放矢。

(三)完善护理质量标准

护理质量标准包括与护理工作相关的执行标准、流程、制度、规范等。护理质量标准是进行质量管理和规范护理人员行为的依据,是保证护理工作正常运行和提高护理质量水平的重要手段。护理活动过程的各个环节若没有科学的质量标准,没有标准化的质量管理,护理工作将不能连续而有秩序地进行。

1.制订护理质量标准的原则

(1)可衡量性原则:没有数据就没有质量的概念,因此在制订护理质量标准时,要尽量用数据来表达,对一些定性标准也尽量将其转化为可计量的指标。

(2)科学性原则:制订护理质量标准不仅要符合法律法规和规章制度要求,而且要能够满足患者的需要,有利于规范护士行为、提高护理质量和医院管理水平,有利于护理人才队伍的培养,促进护理学科的发展。

(3)先进性原则:因为护理工作对象是患者,任何疏忽、失误或处理不当,都会给患者造成不良影响或严重后果。因此,要总结国内外护理工作正反两方面经验和教训,在充分循证的基础上,按照质量标准形成的规律制订标准。

(4)实用性原则:从客观实际出发,掌握医院目前护理质量水平与国内外护理质量水平的差距,根据现有人员、技术、设备、物资、时间、任务等条件,定出质量标准和具体指标,制订标准时应基于事实,略高于事实,即标准应是经过努力才能达到的。

(5)严肃性和相对稳定性原则:在制订各项质量标准时,要有科学的依据和群众基础,一经审定,必须严肃认真地执行,强制性、指令性标准应真正成为质量管理法规,其他规范性标准也应发挥其规范指导作用。因此,需要保持各项标准的相对稳定性,不可随意更改。

2.制订护理质量标准的方法和过程

制订护理标准的方法和过程可以分为3个步骤。

(1)调查研究、收集资料:调查内容包括国内外有关标准资料、标准化对象的历史和现状、相关方面的研究成果,实践经验和技术数据的统计资料和有关方面的意见和要求等。调查方法要实行收集资料与现场考查相结合,典型调查与普查相结合,本单位与外单位相结合。调查工作完成后,要认真地分析、归纳和总结。

(2)拟定标准并进行验证:在调查研究的基础上,对各种资料、数据进行统计分析和全面综合研究,编写关于标准的初稿。初稿完成后发给有关单位、个人征求意见,组织讨论、修改形成文件,再通过试验验证,以保证标准的质量。

(3)审定、公布、实行:对拟定的标准进行审批,须根据不同标准的类别经有关机构审查通过后公布,在一定范围内实行。

在明确的目标指引下,有了完善的质量标准做基础,质量管理组应围绕目标,以标准为依据建立质量管理相关指标,也就是将目标"具体化"的过程,不仅可以帮助管理者确定哪些是核心的行动步骤,还可以在管理者评估行动有效性时,让指标成为管理者判断的标尺。管理者通过指标值的优劣可以直观判断行动有没有偏离目标。

(四)进行护理质量培训

质量培训是质量管理一项重要工作,是为提高护理人员的质量意识,传授质量管理的思想、理论、方法和手段等科学知识,获得保证服务质量的技能,而对不同年资、不同专业背景的护士进行专业能力的培训,对护理质量管理组成员进行质量管理方法和技术的培训等。通过培训可以提高全体护理人员的质量参与意识,使护理人员认识到自身在提高护理质量中的责任和价值,唤起他们自觉参与质量管理的积极性、主动性和创造性,从而提高整体护理质量,满足患者对护理服务的要求。质量培训的方法可依据培训对象、培训内容而定,可采用集中理论培训、远程视频会议、观摩交流、现场指导等多种形式增强培训效果。

(五)实施全面质量管理

全面质量管理即把单位质量管理看成一个完整系统,对影响护理质量的各要素、各过程进行全面的监控,保证护理工作按标准的流程和规范进行,及时发现可能存在的隐患,并采取纠正措施。涉及范围包括护理人员素质、护理技术管理、专科护理质量、护理服务质量、环境质量、各项护理指标的管理、设备管理、护理信息管理等。

(六)进行护理质量评价

护理质量评价是验证护理质量管理效果的必要手段。护理质量管理组应设专人负责质量评价。根据评价时间和内容分为定期评价和不定期评价,定期评价又分为综合性全面评价和专题对口评价两种,前者按月、季度或半年、一年进行,由护理部统计组织全面检查评价,但要注意掌握重点单位、重点问题。后者则根据每个时期的薄弱环节,组织对某个专题项目进行检查评价,时间根据任务内容而定,由质量管理人员按质量标准定期检查。不定期评价主要是各级护理管理人员、质量管理人员深入实际随时按护理质量标准要求进行检查。根据评价主体不同分为医院外部评价、上级评价、同级评价、自我评价和服务对象评价,多维度的评价更能客观、全面衡量质量管理的效果。

随着护理专业和循证医学快速发展,在落实质量管理的过程中,应充分使用现代质量管理工具,依托循证证据支持,推动证据向实践转化,用更多证据、更多改善、更多实践推动护理质量向更高水平发展。

三、护理质量管理方法

随着护理专业的不断发展,护理质量管理也逐步引入一些现代化、企业化管理模式,形成了很多成熟、规范、实用的管理方法。科学、适宜的管理方法不仅可以提高管理效率,还可以为质量管理积累经验和数据,为未来管理向信息化发展提供支持,现列举几种常用质量管理方法。

(一)PDCA 循环管理

PDCA 循环又称戴明环,是美国质量管理专家戴明博士提出来的,由计划(plan)、实施(do)、检查(check)、处理(action)4 个阶段组成。它是全面质量管理所应遵循的科学管理工作程序,反映质量管理的客观规律,可以使管理人员的思想方法和工作步骤更加条理化、系统化、科学化。PDCA 包括的阶段和步骤如下。

1.计划阶段

计划阶段包括制订质量方针、目标、措施和管理项目等计划活动。这一阶段包括四个步骤:①分析质量现状,找出存在的质量问题,并对问题进行归类、整理。②分析产生质量问题的原因或影响因素,对上一个步骤列出的问题,进行详细分析,找出各种问题存在的原因以及影响护理质量的主要因素和次要因素。③找出影响质量的主要因素,根据工作任务,结合具体实际情况,对各种资料及问题进行分类,确定本次循环的质量管理目标。④针对影响质量的主要原因研究对策,制订相应的管理或技术措施,提出改进行动计划,并预测实际效果。计划要详尽、指标要具体、责任要明确、奖惩要分明。

2.实施阶段

按照预定的质量计划、目标、措施及分工要求付诸实际行动。按照要求将工作落实到各个部门和人员,按时、按量、按质地完成任务。

3.检查阶段

根据计划要求把执行结果与预定的目标对比,检查拟定计划目标的执行情况。在检查阶段,应对每一项阶段性实施结果进行全面检查、衡量和考查所取得的效果,注意发现新的问题,总结成功的经验,找出失败的教训,并分析原因,以指导下一阶段的工作。

4.处置阶段

对检查结果进行分析、评价和总结。具体分为两个步骤进行:首先把成果和经验纳入有关标准和规范之中,巩固已取得的成绩,进行总结和记录,失败的教训也要总结防止不良结果再次发生;然后把没有解决的质量问题或新发现的质量问题转入下一个 PDCA 循环,为制订下一轮计划提供资料。

PDCA 是一个不断循环、螺旋式上升、周而复始的运转过程,也是不断发现质量问题,不断改进质量,不断提高质量的过程。每转动 1 周就实现一个具体目标,使质量水平上一个新台阶,以实现质量持续的不断改进。

(二)品管圈

品管圈是由同一现场工作人员或工作性质相近的人员自下而上发起,利用团队成员主动自发的精神,并运用简单有效的品管方法与理念,对临床工作存在的问题进行持续改善。

1.品管圈主要步骤

品管圈活动步骤分为组圈、选定主题、现状分析、目标设定、对策拟定、对策实施、效果确认、标准化等步骤。

(1)组圈:品管圈一般由同部门、同场所的人员组成圈,一个圈以 5~10 人为宜。除圈长、圈员以外,还应有专业人员或管理人员做辅导员,指导小组解决困惑的问题。圈长除组织会议、开展活动以外,还应总体把控活动进度,使活动按照计划有序进行。

(2)选定主题:选择主题时应从迫切性、可行性、重要性、效益性几方面考虑,并依据医院目标管理的方向、方针或指引等综合而定,目标值应有客观数据做考量,包含动词、名词、衡量指标三个元素,通过活动效果评价能够判断问题是否改善。

(3)现状分析:应组织圈员到现场对现物做现实观察,充分掌握现行工作内容,并对问题发生的相关原因进行解析,即对产生原因进行充分讨论、解析透彻,深入追查真因,找出关键所在。

(4)目标设定:目标必须要数据化,目标的设定与现况值、改善重点与圈能力有关。一般计算公式为目标值=现况值-(现况值×改善重点×圈能力)。如目标值未达到时,也要在本次活动结束时说明原因,也可作为下一周期圈活动的改善依据。

(5)对策拟定与实施:结合真因提出可能的解决方案,全体圈员依据可行性、经济性、圈能力对所有对策进行评分,确定最终采纳的对策。对策拟定后,须获得上级领导核准后方可执行。

(6)效果确认:对策实施后,应进行效果确认。效果分为有形效果和无形效果。有形效果包括目标达成情况、直观的经济效益、流程改造等,无形效果包括团队的协作能力、圈员的个人能力提升,科室文化氛围形成等,最终形成的标准流程、作业规范等可以标准化推行。

2.品管圈注意事项

(1)品管圈提倡团队全员参与和自由发言,圈长应该以轻松愉快的管理方式,使护理人员主动自发地参与管理活动,开会时尊重不同意见,通过指名发言或反问等方式引导全体圈员发表自己的见解。

(2)开展品管圈时应正确、合理使用查检表、柏拉图、甘特图等质量管理工具,提高工作效率,并使改善过程更加科学、可信。此过程可充分使用品管工具,如现况分析时使用流程图列出与主题相关的作业流程,用查检表进行现场观察记录,用柏拉图归纳本次主题的重点,用鱼骨图分析问题相关的原因等。

(3)品管圈是以数据为基础的临床质量改善活动,因此收集的数据要充分、客观,能反映变化的程度,在数据整理、收集、分析过程中,也要采用正确的数据处理方法,保证数据的准确性。

(4)品管圈需要改进的问题往往不是护理一个专业能够独立完成的,应结合不同主题活动,与相关科室工作人员共同协作,通过专业合作共同推进临床质量改进。

3.失效模式与影响分析

失效模式与影响分析(failure mode and effects analysis,FMEA)是系统性、前瞻性的分析法。用来评估系统和流程中容易发生失效的原因和将造成的后果,找出系统和流程中最需要改变的环节,以预防失效的发生,而不是等到失效发生造成不良后果才行动的方法。

将FMEA运用在护理管理工作时,可通过FMEA小组成员的集体讨论研究,分析护理工作流程中每一个环节或步骤,所有可能产生的不良后果及其对整个流程造成的可能影响,找出护理过程中的高危、高风险环节,着重预防,做到在不良事件发生之前采取相应护理措施,从而有效降低风险,确保护理质量。

FMEA一般分为订立主题、组成团队、画出流程、执行分析、计算RPN值、评估结果、拟定改善计划7个步骤。

(1)订立主题:可以选择一个没有太多流程的主题来分析,如果流程太多,可以选择其中一个子流程来做FMEA。

(2)组成团队:团队成员应包括流程中牵涉到的每一个人,如果是跨科流程,就需要组成一个跨部门的团队。

(3)画出流程:团队成员一起将流程的所有步骤用流程图的方式列出来,并将每个步骤编号。值得注意的是,团队对所有列出的步骤要达成共识,确认这些步骤可以正确地描述整个流程。

(4)执行分析:团队对流程中的每一个步骤都要列出所有可能的失效模式,然后针对每个列出的失效模式,找出所有可能原因。

(5)计算危机值(risk priority number,RPN):即计算问题的风险顺序数。包括发生可能性、被发现的可能性和严重性3个维度。每个维度在1~10分间选择一个数字代表其程度,如发生的可能性:1表示"不可能发生",10表示"发生的可能性很大",以此类推。3个数值相乘即为该失效模式的RPN值。RPN值最低分是1分,最高分数是1 000分。计算RPN值不但可以帮助团队找出需要优先注意的问题,而且通过比较可改善前后RPN,能够帮助评估改善的程度。

(6)评估结果:找出RPN值中排在前几位的失效模式,团队应该优先考虑改善这些失效模式。因为高RPN值的失效模式是最需要改善的部分,低RPN值的失效模式对流程的影响最小,应该把它们列在最后考虑。

(7)拟定改善计划:包括重新设计流程,以预防失效模式的发生;分析及测试新流程以及监测和追踪流程改善的效果。

4.根本原因分析

根本原因分析法(root cause analysis,RCA)是一种回顾性不良事件分析工具,是一个系统化的问题处理过程。采用RCA的方法分析护理质量,能够了解造成不良事件的过程及原因,找出系统和流程中的风险和缺点并加以改善。

1997年美国首先引用RCA的方法在医院调查不良事件,目前国内许多医院护理部门用此方法分析护理不良事件,从人员、机器(设备)、材料、方法、环境5个方面,确定近端原因,逐步找出问题的根本原因并加以解决。RCA的主要步骤包括确定和分析问题原因,找出问题解决办法,并制订预防措施。

RCA常用于分析与医疗护理相关的不良事件,目标是发掘5"W"1"H"。What:发生了什么不良事件,造成了什么样的结果。Who:在哪个患者身上发生的,当事人是谁。When:发生的时间是什么时候。Where:在哪里发生。Why:为什么会发生。How:怎么样才能杜绝此类事情再发生。

在RCA的分析过程中,分析者着眼于整个护理质量体系及过程层面,而非护士个人执行行为的咎责。为了避免同类事件的发生,找出事件根本原因,产出可行的"行动计划",为护士创造安全的工作环境。RCA步骤包括4个阶段。

(1)第一阶段:进行RCA前的准备。主要包括组成团队、情境简述、收集事件相关信息。事件相关信息包括与事件当事人的谈话记录、病历记录、检验报告、与患者护理及病情相关的文件等。此外,相关使用器材的状况或物品、物证也应一并收集。

(2)第二阶段:找出近端原因。以更细节具体的方式叙述事情的发生始末(包括人、时、地、如何发生)。画出时间线及流程图,确认事件发生的先后顺序,并列出可能造成事件的护理程序及执行过程是否符合规范,医院也许有制订与此事件有关的护理流程和指引,列出事件近端原因,收集测量资料以分析近端原因,针对近端原因及时采取干预措施。即使分析过程未完成,若已先找出近端原因,便可针对近端原因快速或马上做一些处理,以减少事件造成的进一步影响。

(3)第三阶段:确定根本原因。列出与事件相关的组织及系统分类,从系统因子中筛选出根本原因。确定根本原因时可询问:①当此原因不存在时,问题还会存在吗?②原因被矫正或排除后,此问题还会因相同因子而再发生吗?③原因矫正或排除后还会导致类似事件发生吗?答"不会"者为根本原因,答"会"者为近端(促成)原因。确认根本原因之间的关系,避免只排除其中一个根本原因,而其他原因仍相互作用造成不同类型,但程度相当的事件发生。

(4)第四阶段:制订改善计划和措施。首先找出降低风险的策略制订整改措施。制订整改措施的成员包括原小组成员,也可纳入相关方面的专家;拟定的解决方案经常是需要跨部门且是多学科的。从可能性、风险性、护士接受程度、成本等角度评估所拟定的整改措施。然后设计整改行动,遵循 PDCA 循环原则执行,并适时评价改善措施的成果。

第三节 护理安全管理

随着国家医疗法律法规的逐渐健全和完善,护理科学技术的迅速发展和护理专业范畴的不断拓展,公众对护理服务的需求不断提高,法制观念和自我保护意识不断增强,医疗护理承担的风险也越来越大,医疗安全问题已成为医疗卫生保健体系和社会大众关注的焦点问题。因此,风险管理在护理管理中的作用越显重要。护理安全已成为衡量护理工作质量的重要工作指标,护理管理也应当从保证患者安全着手,加强护理安全管理,促进护理质量不断提升。

一、护理风险管理与护理安全管理

医疗护理风险是一种职业风险。即从事医疗护理服务职业,具有一定的发生频率并由该职业者承受的风险。风险包括经济风险、政治风险、法律风险、人身风险。因此,现代医院管理者必须对风险因素进行安全管理及有效控制。

(一)护理风险管理与护理安全管理

1.护理风险与护理安全的概念

护理风险指患者在医疗护理过程中,由于风险因素直接或间接影响导致可能发生的一切不安全事件。除具有一般风险的特征外,尚具有风险水平高、风险客观性、不确定性、复杂性及风险后果严重等特征。

护理安全是服务质量的首要特征,是指在医疗服务过程中,既要保证患者的人身安全不因医疗护理失误或过失而受到危害,又要避免因发生事故和医源性纠纷而造成医院及当事人承受风险。

护理风险是与护理安全相并存的概念,二者是因果关系,即在医疗护理风险较低的情况下,医疗护理安全就会得到有效的保障。因此护理管理者首先要提高护理人员护理风险意识,才能确保护理安全。

2.护理风险管理与护理安全管理的概念

(1)护理风险管理是指对患者、医务人员、医疗护理技术、药物、环境、设备、制度、程序等不安全因素进行管理的活动。即采用护理风险管理程序的方法,有组织、有系统地消除或减少护理风险事件的发生及风险对患者和医院的危害及经济损失,以保障患者和医务人员的安全。

(2)护理安全管理是指为保证患者身心健康,对各种不安全因素进行有效控制。通过护理安全管理可以提高护理人员安全保护意识,最大限度降低不良事件的发生率,是护理质量管理中的重要组成部分。

因此,安全管理强调的是减少事故及消除事故,而风险管理是为了最大限度地减少由于各种风险因素而造成的风险损失,其管理理念是提高护理风险防范意识,预防风险的发生。风险管理不仅包含了预测和预防不安全事件的发生,而且还延伸到保险、投资甚至政治风险等领域,以此达到保证患者及医务人员的人身安全。由于护理风险管理与安全管理的着重点不同,也就决定了它们控制方法的差异。

3.护理风险管理的理念

护理风险管理的理念即将发生不良事件后的消极管理变为事件发生前的前馈控制。瑞士奶酪模式已经用于临床风险的管控,其理论也被称为"累积行为效应"。该理论认为在一个组织中,事件的发生有四个层面(四片奶酪)的因素,包括组织的影响、不安全监管、不安全行为先兆、不安全的操作行为。每一片奶酪代表一层防御体系,每片奶酪上的孔洞代表防御体系中存在的漏洞和缺陷。这些孔的位置和大小都在不断变化,当每片奶酪上的孔排列在一条直线上时,风险就会穿过所有防御屏障上的孔,导致风险事件的发生。如果每个层面的防御屏障对其漏洞互相拦截,系统就不会因为单一的不安全行为导致风险事件的发生。因此,加强护理风险防范和管理则需要不断强化护理人员的风险防范意识,加强过程质量中各环节质量监管,人人强化质量第一、预防为主、及时发现安全问题,通过事前控制将可能发生的风险事件进行预警,防止不良事件的发生,保证患者安全。

（二）护理风险管理程序

护理风险管理程序是指对患者、工作人员、探视者等可能产生伤害的潜在风险进行识别、评估,采取正确行动的过程。

1.护理风险的识别

护理风险的识别是对潜在的和客观存在的各种护理风险进行系统的、连续地识别和归类,并分析产生护理风险事件原因的过程。常用的护理风险识别方法有以下几种。

（1）鼓励护理人员、护士长及时上报风险事件,掌握可能发生风险事件的信息,以利于进一步监控全院风险事件的动态,制订回避风险的措施,以杜绝类似事件的发生。

（2）通过常年积累的资料及数据分析掌握控制风险的规律,使管理者能抓住管理重点,如各类风险事件过程质量中的高发部门、高发时间、高发人群等,针对薄弱环节加强质量控制,规避风险事件。

（3）应用工作流程图,包括综合流程图及高风险部分的详细流程图,了解总体的医疗护理风险分布情况,全面综合地分析各个环节的风险,以预测临床风险。

（4）采用调查法,通过设计专用调查表调查重点人员,以掌握可能发生风险事件的信息。

2.护理风险的评估

护理风险的评估是在风险识别的基础上进行的。评估的重点是识别可能导致不良事件的潜在危险因素。即在明确可能出现的风险后,对风险发生的可能性及造成损失的严重性进行评估,对护理风险进行定量、定性地分析和描述并对风险危险程度进行排序,确定危险等级,为采取相应风险预防管理对策提供依据。

3.护理风险的控制

护理风险控制是护理风险管理的核心,是针对经过风险的识别衡量和评估之后的风险问题所应采取的相应措施,主要包括风险预防及风险处置两方面内容。

(1)风险预防:在风险识别和评估基础上,对风险事件出现前采取的防范措施,如长期进行风险教育、加强新护士规范化培训、举办医疗纠纷及医疗事故防范专题讲座等,强化护理人员的职业道德、风险意识及法律意识,进一步增强护理人员的责任感,加强护理风险监控。

(2)风险处置:包括风险滞留和风险转移两种方式。①风险滞留是将风险损伤的承担责任保留在医院内部,由医院自身承担风险。②风险转移是将风险责任转移给其他机构,最常见的风险控制方式如购买医疗风险保险,将风险转移至保险公司,达到对医护人员自身利益的保护。

4.护理风险的监测

护理风险的监测是对风险管理手段的效益性和适用性进行分析、检查、评估和修正。如通过调查问卷、护理质控检查、理论考试等方法获得的数据进行分析和总结,评价风险控制方案是否最佳,所达效果如何,以完善内控建设,进一步提高风险处理的能力并为下一个风险循环管理周期提供依据。

二、护理安全文化与护理行为风险管理

在护理活动中,存在诸多影响安全的因素,其中人的护理行为是最重要的因素之一。因此,安全文化建设是护理人员安全意识和行为的导向,只有在医院中建立一种积极的安全文化,才能营造以人为本的安全氛围,不断提高护理安全文化素质,促使安全护理成为自觉的行为,以将护理风险降到最低限度。

(一)安全文化概念

1.安全文化

早在 1986 年,国际原子能机构的国际和安全咨询组在切尔诺贝利核电站核泄漏事故报道中,首次提出"安全文化",即实现安全的目标必须将安全文化渗透到所要进行的一切活动中,进一步树立了安全管理的新理念。

安全文化即借助一种文化氛围,将"以人为本"的理念渗透在安全管理的过程中,通过潜移默化的教育、影响塑造良好的安全素质,营造一种充满人性,互为尊重、关爱的人文氛围,使之形成一种安全高效的工作环境,以建立起安全可靠的保障体系。

2.护理安全文化

护理人员在护理实践中通过长期的安全文化教育和培养,进一步强化其质量意识、责任意识、法规意识、风险意识,并通过潜移默化的渗透使外在教育与影响,自觉渗透到内心之中,变为内在信念,形成能够约束个人思想和行为,凝聚其道德规范、价值观念为准则的精神因素的总和,以此激发护士内在的潜能,将安全第一、预防为主的理念转化为自觉的行为,使其从"要我做"变为"我要做"的自律行为,保障护理安全。

(二)安全文化和安全法规在规范护理行为中的作用

2003年,由Singer等提出:安全文化可以理解为将希波格拉底的格言"无损于患者为先"整合到组织的每一个单元,注入每一个操作规程之中,就是将安全提升到最优先地位的一种行为。

安全行为的建立可受多种因素影响,包括内因及外因的作用,其中安全文化和安全法规、规章对安全行为的影响最为重要。

1.安全文化对安全行为的影响

安全文化是无形的制度,它是依赖于内在的约束机制,发挥作用的自律制度。因此,安全文化有助于员工建立并形成自觉的安全行为准则、安全目标及安全价值观,使护理人员在护理实践中,逐步认识到自己对社会所承担的责任,并将个人的价值观和维护生命与健康重任统一起来,建立关爱患者、关爱生命的情感及良好的慎独修养,以高度的敬业精神不断完善自我行为,更好地履行安全法规、规范、操作规程,规避风险的发生。

2.安全法规规章对安全行为的影响

安全法规规章均为由国家制定并强制实施的行为规范,护理制度、护理常规均是在长期的护理实践中总结的客观规律,是指导护理行为的准则。两者均为有型的、并依赖外在约束发挥作用的他律制度,使其逐步形成护理人员所遵循的工作规范,因此具有强制性的管理作用。

安全行为的产生既要依赖于安全、法规、规章、制度,又要依赖于安全文化,两者之间是互补的关系。因为任何有形的安全制度都无法深入到护理过程的细枝末节中,也无法完全调动护理人员的安全创造力,因此安全文化只有与安全法规相结合,才能达到规范安全护理行为的效果。

3.营造非惩罚的安全文化

构建安全文化首先需要护理管理者更新观念,积极倡导安全文化,建立不良事件自愿报告系统。安全文化的重要标志之一是针对"系统+无惩罚环境",调动护理人员积极性,主动报告不良事件,并不受惩罚,畅通护理缺陷的上报系统,使被动的事后分析模式转变为主动汇报潜在隐患,有利于尽早发现不安全因素,调动护理人员主动参与护理安全管理,从根源上分析原因,并对系统加以改进,使护理人员从发生事件中得到启示,以有效预防护理风险的发生。

(三)护理行为风险的防范措施

(1)建立健全风险管理组织,使其风险管理活动有系统、有计划、有目的、有程序,以此形成长效、稳固的风险管理体系,保证临床护理工作的有效监管及控制护理风险的发生。

(2)护理管理者应根据行业标准要求,制定并及时修订相关的工作制度、操作规范、操作流程及各项护理风险预案,抓好安全管理的环节,并在其预案制定的基础上,进一步完善事件发生后的应急处理措施,使护理风险降至最低水平。

(3)各级护理管理人员应加强质量改进意识,在牢固树立"预防为主、强化一线、持续改进"等原则的基础上,充分运用现代护理安全管理工具和方法,针对临床质量问题建立院内护理质量评价体系,以此发现问题,聚焦重点,把握要因,落实对策,促进临床护理质量的持续改进。

(4)合理配置护理人力资源,使护理人员数量与临床实际工作相匹配,并根据护士资质、专业水平、工作经历等,合理构建人员梯队,使护理人员最大限度地发挥专长,进一步增强责任心和竞争意识,减少和避免护理行为不安全因素的发生。

(5)加强护理专业技术培训和继续医学教育,护理管理者需要有计划、有目的的结合专业需求,组织护士业务学习,选送护理骨干参加专科护士培训或外出进修,不断更新知识,以适应护理学科的发展。

(6)护理人员在工作中,要建立良好的护患关系,加强与患者的沟通,及时将可能发生的风险因素告知患者及家属,并在进行特殊治疗、检查、高风险的护理操作时,要认真履行告知义务,征得患者及家属的同意,并执行知情同意的签字手续,以将职业风险化解到最低限度。

(7)构建安全文化,将安全文化视为一种管理思路,运用到护理管理工作中,使安全文化的理念不断渗透在护理行为中,培养和影响护理人员的安全管理的态度及信念,并使护理人员能够从法规的高度认识职业的责任、权利和义务,规范安全护理行为,以建立安全的保障体系。

三、患者安全目标管理规范

随着医疗领域高科技设备在临床的广泛应用和药品更新的不断加快,医疗过程中的不安全因素日益凸显出来。患者安全和医疗护理过程中潜在的风险已成为世界各国医院质量管理关注的焦点。因此患者安全目标的制定对于进一步加强医疗安全管理、强化患者安全意识是至关重要的。

(一)严格执行查对制度,正确识别患者身份

患者身份确认是指医务人员在医疗护理活动中,通过严格执行查对制度对患者的身份进行核实,使所执行的诊疗活动过程准确无误,保证每一位患者的安全。

(1)对门诊就诊和住院患者执行唯一标识(医保卡、新型农村合作医疗卡编号、身份证、病案号等)管理,制定准确确认患者身份的制度和规程,并在全院范围内统一实施。

(2)建立使用腕带作为识别标识的制度,作为操作前、用药前、输血前等诊疗活动时识别患者的一种有效手段。①住院患者应佩戴腕带,特别是对手术部、重症监护病房(ICU、CCU、SICU、RICU)、急诊抢救室、新生儿科/室、意识不清、抢救、输血、不同语言、交流障碍及无自主能力的重症患者使用腕带识别患者身份。②腕带标识清楚,须注明患者姓名、性别、出生年月日、病案号等信息,有条件的医院建议使用带有可扫描自动识别的条码腕带识别患者身份。对于传染病、药物过敏、精神病等特殊患者,应有明显的识别标识(腕带、床头卡等)。③腕带佩戴前护士应根据病历填写腕带信息,双人核对后逐一与患者或其家属进行再次核对,确认无误后方可佩戴。若腕带损坏或丢失时,仍需要双人按以上方法核对后立即补戴。④患者佩戴腕带应松紧适宜,保持皮肤完整、无损伤,手部血供良好。⑤患者出院时,须将腕带取下。

(3)在诊疗活动中,严格执行查对制度,确保对正确的患者实施正确操作。①在标本采集、给药或输液、输血或血制品、发放特殊饮食等各类诊疗活动前,必须严格执行查对制度,应至少同时使用两种患者身份识别方法(如姓名、年龄等患者信息,禁止仅以房间或床号作为识别的唯一依据)。如确认床号后,操作者持执行单核对床头卡/腕带相关患者信息并核对患者姓名,特别是在采血、药物治疗或输血操作时,操作者采用询问患者姓名方式,经核对无误后方可执行。②实施任何介入或有创诊疗活动前,操作者应亲自向患者或家属进行告知,作为最后确认手段,以确保对正确的患者实施正确的操作。③完善各转科关键流程的患者识别措施,健全转科交接登记制度。患者转科交接时执行身份识别制度和流程,尤其急诊、病房、手术部、ICU、产房、新生儿室之间转接的关键流程中,应建立并执行对患者身份确认的具体措施、交接程序及双方交接项目的记录文书,由双方签字。对新生儿、意识不清、语言交流障碍等原因无法向医务人员陈述自己姓名的患者,由患者陪同人员陈述患者姓名。

(4)职能部门应落实其督导职能并有记录。

(二)强化手术安全核查、手术风险评估制度及工作流程

强化手术安全核查、手术风险评估制度及工作流程,防止手术患者、手术部位及术式发生错误。

(1)多部门共同合作制定与执行"手术部位识别标识制度""手术安全核查"与"手术风险评估制度"以及其工作流程。

(2)择期手术患者在完成各项术前检查、病情和风险评估以及履行知情同意手续后方可下达手术医嘱。

(3)手术医师应在术前对患者手术部位进行体表标识,并主动请患者参与认定,避免错误手术的发生。

(4)接患者时将手术患者确认单与病历核对,确认后,手术室工作人员、病房护士与手术患者或家属共同核对患者信息、手术部位及标识三方核对无误并签字,确认手术所需物品及药品均已备妥,方可接患者。

(5)认真执行安全核查制度,手术医师、麻醉医师、手术室护士应共同合作实施三步安全核查流程,并进行三方确认签字。

第一步:麻醉实施前,由麻醉医师主持,三方根据手术安全核查单的内容,依次核对患者身份(姓名、性别、年龄、病案号)、手术方式、知情同意情况、手术部位与标识、麻醉安全检查、皮肤是否完整、术野皮肤准备、静脉通道建立情况、患者过敏史、抗菌药物皮试结果、术前备血情况、假体、体内置入物、影像学资料等内容。局部麻醉患者由手术医师、巡回护士和手术患者共同核对。

第二步:手术开始前,由手术医师主持,三方共同核查患者身份(姓名、性别、年龄)、手术方式、手术部位与标识,并确认风险预警等内容。手术物品准备情况的核查由手术室护士执行并向手术医师和麻醉医师报告。

准备切开皮肤前,手术医师、麻醉医师、巡回护士共同遵照"手术风险评估"制度规定的流程,实施再次核对患者身份、手术部位、手术名称等内容,并根据手术切口清洁程度、麻醉分级(ASA分级)、手术持续时间判定手术风险分级(NNIS)并正确记录。

第三步:患者离开手术室前,由巡回护士主持,三方共同核查患者身份(姓名、性别、年龄)、实际手术方式,术中用药、输血的核查,清点手术用物,确认手术标本,检查皮肤完整性、动静脉通路、引流管,确认患者去向等内容。

（6）手术安全核查项目填写完整。

（三）加强医务人员之间有效沟通程序

加强医务人员之间有效沟通程序，完善医疗环节交接制度，正确、及时传递关键信息。

（1）建立规范化信息沟通程序，加强医疗环节交接制度，包括医疗护理交接班、患者转诊转运交接、跨专业团队协作等。

（2）规范医嘱开具、审核、执行与监管程序及处理流程。①正确执行医嘱：在通常诊疗活动中医务人员之间应进行有效沟通，做到正确执行医嘱。对有疑问的医嘱护士应及时向医师查询，严防盲目执行，除抢救外，不得使用口头或电话通知医嘱。只有在对危重症患者紧急抢救的特殊情况下，对医师下达的口头医嘱护士应复诵，经医师确认后方可执行，并在执行时实施双人核对，操作后保留安瓿，经二人核对后方可弃去。抢救结束后督促医师即刻据实补记医嘱。开具医嘱后，护士必须分别将医嘱打印或转抄至各类长期医嘱治疗单或执行单上，并由两人核对无误后在医嘱执行单上双人签名。医嘱执行后，执行护士在医嘱执行单上的执行栏内注明执行时间并签名。②患者"危急值"处理：护士在接获信息系统、电话或口头通知的患者"危急值"或其他重要的检验/检查结果时，必须规范、完整、准确地记录患者识别信息、检验结果/检查结果和报告者的信息（如姓名与电话），进行复述确认无误后及时向主管医师或值班医师报告，并做好记录。

（3）严格执行护理查对制度。①严格执行服药、注射、输液查对制度：执行药物治疗医嘱时要进行三查七对，即操作前、中、后分别核对床号、姓名、药名、剂量、浓度、时间、用法。清点药品时和使用药品前，要检查药品质量、标签、有效期和批号，如不符合要求不得使用。给药前注意询问有无过敏史；使用麻、精、限、剧药时要经过反复核对；静脉给药要注意有无变质，瓶口有无松动、裂缝，给予多种药物时，要注意配伍禁忌。摆药后必须经二人分次核对无误方可执行。②严格执行输血查对制度：要求在取血时、输血前、输血时必须经双人核对无误，方可输入。输血时须注意观察，保证安全。③严格执行医嘱查对制度：开医嘱、处方或进行治疗时，应查对患者姓名、性别、床号、病案号。医嘱下达后，办公室护士按要求处理并做到班班查对和签字。对有疑问的医嘱必须与医师进行核实，确认无误后方可执行。在紧急抢救的情况下，对医师下达的口头医嘱护士应清晰复诵，经医师确认后方可执行，并在执行时实施双人核对，操作后保留安瓿，经二人核对后方可弃去。抢救结束后督促医师即刻据实补记医嘱。整理医嘱单后，须经第二人查对。办公室护士及夜班护士每天各查对 1 次医嘱。护士长每天查对,每周组织大查对。建立医嘱查对登记本,办公室护士、夜班护士每天查对医嘱、护士长每周查对医嘱后应在登记本上记录医嘱核实情况并注明查对时间及查对者双签名。

(4)建立跨专业有效沟通的培训机制,减少医务人员之间沟通方式的差异,提供多种沟通方式,确保沟通准确、通畅、便捷。

(四)减少医院感染的风险

(1)严格执行手卫生规范,落实医院感染控制的基本要求:①按照手卫生规范正确配置有效、便捷的手卫生设备和设施,为执行手部卫生提供必需的保障与有效的监管措施。②医务人员在临床诊疗活动中,应严格遵循手卫生相关要求,尽可能降低医院内医疗相关感染的风险。③对医务人员提供手卫生培训,要求医务人员严格掌握手卫生指征,提高手卫生的依从性,正确执行六步洗手法,确保临床操作的安全性。

(2)医务人员在无菌操作过程中,应严格遵循无菌操作规范,确保临床操作的安全性。

(3)各临床科室应使用在有效期内的、合格的无菌医疗器械(器具、耗材)。

(4)有创操作的环境消毒,应当遵循医院感染控制的基本要求。

(5)各部门的医疗废物处理应当遵循医院感染控制的基本要求。

(五)提高用药安全

1.严格执行药品管理制度

(1)认真执行诊疗区药品管理规范。

(2)认真执行特殊药品管理制度/规范。①高浓度电解质(如超过 0.9% 的氯化钠溶液)、氯化钾溶液、磷化钾溶液、肌肉松弛剂、细胞毒化疗药等特殊药品必须单独存放,禁止与其他药品混合存放,且有醒目标识。②有麻醉药品、精神药品、放射性药品、医疗用毒性药品及药品类易制毒化学品等特殊药品的存放区域、标识和贮存方法的相关规定。③对包装相似、听似、看似药品、一品多规或多剂型药物的存放有明晰的"警示标识",并且临床人员应具备识别能力。④药学部门应定期提供药物识别技能的培训与警示信息,规范药品名称与缩写标准。

2.严格执行服药、注射、输液安全用药原则

(1)转抄和执行医嘱均应严格执行核对程序,由转抄者或执行者签名。

(2)严格执行三查七对制度,保证患者身份识别的准确性。

(3)执行医嘱给药前认真评估患者病情,如发现患者不宜使用该药物时,应

告知医师停止医嘱,保证患者安全。

(4)用药前仔细阅读药品说明书,开具与执行注射剂的医嘱时要注意药物的配伍禁忌,熟悉常用药物用量、给药途径、不良反应、处理方法等。

3.严格执行输液操作规程与安全管理制度

(1)医院应设有集中配置或病区配置的专用设施。

(2)护士应掌握配制药物的相关知识:静脉输液用药要合理按照输液加药顺序,分组摆药,双人核对;静脉输液时不可将两瓶以上液体以串联形式同时输入;评估患者并根据药物作用机制调节静脉输液速度,密切观察用药过程中输液反应,并制定其应急预案。

(3)药师应为医护人员、患者提供合理用药方法及用药不良反应的咨询。

(六)建立临床实验室"危急值"报告制度

危急值即某项危急值检验结果出现时,说明患者可能处于危险状态,此时临床医师如能及时得到检验信息,迅速给予患者有效的治疗措施,即可能抢救患者生命,否则失去最佳的抢救时机。

(1)医院应制订出适合本单位的"危急值"报告制度、流程及项目表。

(2)"危急值"报告应有可靠途径且医技部门(含临床实验室、病理、医学影像部门、电生理检查与内镜、血药浓度监测等)能为临床提供咨询服务。"危急值"报告重点对象是急诊科、手术室、重症监护病房及普通病房等部门的急危重症患者。

(3)对"危急值"报告的项目实行严格的质量控制,尤其是分析前对标本的质量控制措施,如建立标本采集、储存、运送、交接、处理的规定并认真落实。

(4)"危急值"项目可根据医院实际情况认定,至少应包括有血钙、血钾、血糖、血气、白细胞计数、血小板计数、凝血酶原时间、活化部分凝血活酶时间等,是表示危及生命的检验结果。

(七)防范与减少患者跌倒、坠床、压疮等事件发生

1.防范与减少患者跌倒、坠床等意外事件的发生

(1)有防范患者跌倒、坠床的相关制度,并体现多部门协作。

(2)对住院患者跌倒、坠床风险评估及根据病情、用药变化再评估,并在病历中记录。

(3)主动告知患者跌倒、坠床风险及防范措施并有记录。

(4)医院环境有防止跌倒安全措施,如走廊扶手、卫生间及地面防滑。

(5)对特殊患者,如儿童、老年人、孕妇、行动不便和残疾等患者,主动告知跌

倒、坠床危险,采取适当措施防止跌倒、坠床等意外,如警示标识、语言提醒、搀扶或请人帮助、床栏等。

(6)建立并执行患者跌倒/坠床报告与伤情认定制度和程序。

2.防范与减少患者压疮发生

(1)建立压疮风险评估与报告制度和程序。

(2)认真实施有效的压疮防范制度与措施。

(3)制订压疮诊疗与护理规范实施措施,并对发生压疮案例有分析及改进措施。

(4)护理部建立对上报压疮的追踪、评估及评价系统。

(八)加强全员急救培训,保障安全救治

(1)建立全员急救技能培训机制,确定必备急救技能项目,并有相关组织培训机构。

(2)对过敏性休克、火灾、地震、溺水、中暑、电梯事故、气管异物、中毒等进行应急培训和演练,对相关人员进行高级生命支持的培训。

(3)医院建立院内抢救车及药品规范管理制度,在规定的地点部署并实施统一的管理。

(4)定期对员工急救技能及应急能力进行考评,建立考评标准及反馈机制。

(5)加强员工急救时自身防护意识及自身救护能力评估,保障员工安全。

(九)鼓励主动报告医疗安全(不良)事件,构建患者安全文化

(1)建立主动报告医疗安全(不良)事件与隐患缺陷的制度与工作流程。

(2)建立多种上报途径,鼓励护理人员主动向上级部门(护理部、护理质控中心等)报告不良事件,提高不良事件上报率。

(3)进行不良事件上报相关制度和流程的全员培训,确保员工明确上报范畴、上报途径和上报流程。

(4)有医疗安全(不良)事件反馈机制,对重大不安全事件有根本原因分析,从医院管理体系、运行机制与规章制度等方面有针对性地制定持续改进对策,及时反馈并有记录。

(5)营造患者安全文化氛围,包括领导重视、组织承诺、管理参与、医务人员授权。

(十)鼓励患者参与医疗安全

(1)针对患者的疾病诊疗信息,为患者(家属)提供相关的健康知识的教育,协助患方对诊疗方案的理解与支持。①医院有为患者(家属)提供有关的健康知识教育及保护患者隐私的制度。②护理部对护理人员进行健康知识教育的技能培训。

(2)邀请患者主动参与医疗安全管理,尤其是患者在接受介入或手术等有创诊疗前,或使用药物治疗前,或输液输血前,有具体措施与流程。①患者在接受手术前告知患者手术目的与风险,邀请患者参与手术部位的确认。②患者在接受介入诊疗或有创性操作前告知患者诊疗目的与风险,邀请患者参与诊疗或操作部位的确认。③患者在接受药物治疗时,告知患者用药目的与可能发生的不良反应,邀请患者参与用药时的查对。④针对患者病情,向患者及其近亲属提供相应的健康教育,提出供其选择的诊疗方案。⑤患者在接受辅助检查时,要告知患者如何配合检查,邀请患者参与检查部位的确认。

(3)教育患者在就诊时应提供真实病情和真实信息,并告知其诊疗服务质量与安全的重要性。护士应及时与患者进行有效沟通,告知患者如何配合治疗的重要性。

(十一)加强医学装备及信息系统安全管理

(1)建立医学装备安全管理及监管制度,遵从安全操作使用流程,加强对装备警报的管理。完善医学装备维护和故障的及时上报、维修流程。

(2)建立医学装备安全使用的培训制度,为医务人员提供相关培训,确保设备仪器操作的正确性和安全性。

(3)规范临床实验室的安全管理制度,完善标本采集、检测、报告的安全操作流程,建立相关监管制度,确保临床实验室及标本的安全。

(4)落实医院信息系统安全管理与监管制度。

四、医疗事故的管理

自 2002 年 9 月 1 日起新的《医疗事故处理条例》开始实施,并对医疗事故作了明确界定,对规范护理行为起到了督促的作用。护理人员的法律意识不断增强,使从业人员知法、懂法并用法律规范个人行为,以保证护理工作安全有序地进行。

(一)医疗事故分级

医疗事故是指医疗机构及其医务人员在医疗活动中,违反医疗卫生管理法律、行政法规、部门规章制度和诊疗护理规范、常规或发生过失造成患者人身损害的事故。

根据对患者人身造成的损害程度,医疗事故分为 4 级。

(1)一级医疗事故:造成患者死亡、重度残疾者。

(2)二级医疗事故:造成患者中度残疾,器官组织损伤导致严重功能障碍者。

(3)三级医疗事故:造成患者轻度残疾,器官组织损伤导致一般功能障碍者。

(4)四级医疗事故:造成患者明显人身损害的其他后果者。

(二)医疗事故中医疗过失行为责任程度的标准

由专家鉴定组综合分析医疗过失行为在导致医疗事故损害后果中的作用,患者原有疾病状况等因素,判定医疗过失行为的责任程度。医疗事故中医疗过失行为责任程度分为以下4种。

1.完全责任

完全责任指医疗事故损害后果完全由医疗过失行为造成。

2.主要责任

主要责任指医疗事故损害后果主要由医疗过失行为造成,其他因素起次要作用。

3.次要责任

次要责任指医疗事故损害后果绝大部分由其他因素造成,医疗过失行为起次要作用。

4.轻微责任

轻微责任指医疗事故损害后果绝大部分由其他因素造成,医疗过失行为起轻微作用。

(三)医疗纠纷

患者或其他家属亲友对医疗服务的过程、内容、结果、收费或服务态度不满而发生的争执,或对同一医疗事件医患双方对其原因及后果、处理方式或轻重程度产生分歧发生争议,称为医疗纠纷。

(四)医疗护理事故或纠纷上报及处理规定

随着《医疗事故处理条例》的颁布与实施,对医疗事故、纠纷处理已逐渐向法制化、规范化发展,对维护医患双方合法权益,保持社会稳定起到积极的作用。

1.医疗护理事故与纠纷上报程序

(1)在医疗护理活动中,一旦发生或发现医疗事故及可能引起医疗事故或纠纷的医疗过失行为时,当事人或知情人应立即向科室负责人报告;科室负责人应当及时向本院负责医疗服务质量监控部门及护理部报告;护理部接到报告后应立即协同院内主管部门进行调查核实,迅速将有关情况如实向主管院领导汇报。

(2)一旦发生或发现医疗过失行为,医疗机构及医务人员应当立即采取有效抢救措施,避免或减轻对患者身体健康的损害,防止不良后果。

(3)如果发现下列重大医疗护理过失行为,导致患者死亡或可能二级以上医疗事故者、导致3人以上人身损害后果者,医院应将调查及处理情况报告上一级卫生行政部门。

2.医疗护理事故或纠纷处理途径

(1)处理医疗事故与纠纷首要途径是立足于化解矛盾,即经过医患双方交涉,多方联系沟通,进行院内协商解决,避免矛盾激化。

(2)院内协调无效时,可申请由上级机构,即医学会医疗事故技术鉴定专家组进行医疗鉴定或医疗纠纷人民调解机构解决医疗纠纷。

(3)通过法律诉讼程序解决。

3.纠纷病历的管理规定

(1)病历资料的复印或者复制:医院应当由负责医疗服务质量监控的部门负责受理复印或者复制病历资料的申请。应当要求申请人按照下列要求提供有关证明:①申请人为患者本人时,应提供其有效身份证明。②申请人为患者代理人时,应提供患者及其代理人的有效身份证明、申请人与患者代理人关系的法定证明材料。③申请人为死亡患者近亲属时,应当提供患者死亡证明、申请人是死亡患者近亲属的法定证明材料。④申请人为死亡患者近亲属代理人时,应提供患者死亡证明、死亡患者近亲属及其代理人的有效身份证明、死亡患者与其近亲属关系的法定证明材料、申请人与其死亡患者近亲属代理关系的法定证明材料。⑤申请人为保险机构时,应当提供保险合同复印件、承办人员的有效身份证明、患者本人或者其代理人同意的法定证明材料。

(2)紧急封存病历程序:①患者家属提出申请后护理人员应及时向科主任、护士长汇报,同时向医务部门或专职人员汇报。若发生在节假日或夜间应直接通知医院行政值班人员。②在各种证件齐全的情况下,由医院管理人员或科室医护人员、患者家属双方在场的情况下封存病历(可封存复印件)。③封闭的病历由医院负责医疗服务质量监控部门保管,护理人员不可直接将病历交给患者或家属。

(3)封存病历前护士应完善的工作:①完善护理记录,要求护理记录要完整、准确、及时,护理记录内容与医疗记录一致,如患者死亡时间、病情变化时间、疾病诊断等。②检查体温单、医嘱单记录是否完整,医师的口头医嘱是否及时记录。

(4)可复印的病历资料:门(急)诊病历和住院病历中的住院志(入院记录)、

体温单、医嘱单、化验单、医学影像检查资料、特殊检查同意书、手术同意书、手术及麻醉记录单、病理报告、护理记录、出院记录。

4.纠纷实物的管理

(1)疑似输液、输血、注射、药物等引起不良后果的,医患双方应共同对现场实物进行封存和启封,封存的现场实物由医院保管;需要检验的,应当由双方共同指定的、依法具有检验资质的机构进行检验;双方无法共同指定时,由卫生行政部门决定。

(2)疑似输血引起不良后果,需要对血液进行封存保管的医院应当通知提供该血液的采供血机构派专人到场。

五、《护士条例》《侵权责任法》与护理安全

《护士条例》和《侵权责任法》分别于2008年5月12日和2010年7月1日起正式颁布与实施。因此必须加强护理队伍的法制教育,树立正确法制观念,使之能够从法制的高度认识职业的责任、权利和义务,做到知法、守法、用法、依法施护,规范护理行为,防止医疗纠纷和事故的发生。

(一)护士权利和义务相关的法规

1.《护士条例》第16条规定

护士执业应当遵守法律、法规、规章和诊疗技术规范的规定。这是护士职业的根本原则,既涵盖了相关法律、法规、规章等对护士职业的基本要求和对患者及其家属以及社会的各项义务,又包含了诊疗技术规范、行业标准等所规定的护士执业过程中应当遵守的具体规范。

2.《护士条例》第17条规定

护士在执业活动中,发现患者病情危急,应当立即通知医师;在紧急情况下为抢救垂危患者生命,应当先行实施必要的紧急救护。

护士发现医嘱违反法律、法规、规章或者诊疗技术规范规定的,应当及时向开具医嘱的医师提出;必要时,应当向该医师所在科室的负责人或者医疗卫生机构负责医疗服务管理的人员报告。

(1)关于紧急救护:当患者病情处于危急情况时,护士应当立即通知医师,并实施必要的紧急救护。当护士实施必要的抢救时,必须依照诊疗规范,根据患者实际情况以及自身的能力水平,征得患者及家属同意后,正确实施救护,以避免对患者造成伤害。

(2)执行医嘱是护士在护理活动中应当履行的一项重要职责。在执行医嘱

过程中,如果发现医嘱有违反法律、法规、规章和临床技术规范等,怀疑医嘱存在错误时,提示护士应及时和医师沟通,提出质疑,修改医嘱。不可以执行错误医嘱,否则酿成严重后果,护士将与医师共同承担所引起的法律责任。

3.《护士条例》第18条规定

护士应当尊重、关心、爱护患者,保护患者的隐私。

(1)关爱患者:护士最根本的职业特征是体现人本观和人文精神,在工作中体现对患者人格、尊严的尊重。对患者关心和关爱体现在对患者生命与生存质量的关注。因此,护士应具有良好的职业精神,规范护理行为,提供优质的护理服务。

(2)尊重患者的隐私:隐私权是指每个公民应享有对个人信息在私人活动和私有领域进行支配的人格权。护士在工作中能够获悉患者的病史、症状、体征、家族史、个人生活习惯、嗜好等隐私。因此,护士有义务保护患者隐私,避免因泄露患者隐私而造成患者不良影响以及产生严重后果。同时,《侵权责任法》第62条中明确提出:医疗机构及其医务人员应当对患者隐私保密,泄露患者隐私或者未经患者同意公开其病例资料,造成患者损害时,应当承担侵权责任。

4.《护士条例》第19条规定

护士有义务参与公共卫生和疾病预防控制工作。发生自然灾害、公共卫生事件等严重威胁公众生命健康的突发事件,护士应当服从县级以上人民政府卫生主管部门或者所在医疗卫生机构的安排,参加医疗救护。

(1)参与公共卫生和疾病预防控制工作:公共卫生和疾病预防控制领域中的大量工作与护士工作有关,如传染病与地方病的预防与控制、精神病防治、母婴保健、儿童计划免疫等。护士作为卫生专业技术人员,有义务参与并应严格执行与其相关的法律、法规及技术操作规范,保障患者安全。

(2)发生突发事件:护士应当服从卫生主管部门或医疗卫生机构的安排,该项义务是护士的一项社会义务,在发生自然灾害、公共卫生突发事件时,护士的个人利益要服从社会和国家利益。如接到灾情报道或救援指示后,医务人员都要主动、及时到达现场,组织参加医疗救护。《护士条例》第31条规定:对于发生自然灾害、公共卫生事件等严重威胁公众生命健康的突发事件,不服从安排参加医疗救护的,根据情节给予相应处理。

(二)与护士执业注册相关的法规

1.《护士条例》第21条规定

医疗卫生机构不得允许未取得护士执业证书的人员、未依照《护士条例》第

9条的规定办理执业地点变更手续的护士、护士执业注册有效期届满未延续执业注册的护士在本机构从事诊疗技术规范规定的护理活动。

(1)未取得护士执业证书的人员不能在医疗卫生机构从事诊疗、技术规范规定的护理活动。从事护理专业活动的人员必须具备护士执业资格。护士资质是护理专业从业人员具备的基本理论和护理实践、能力水平的标志。因此,《护士条例》第7条规定:护士执业,经执业注册取得《护士执业证书》者,方能在医疗卫生机构从事护理工作。

(2)按照《护士条例》第9条规定:护士在其执业注册有效期内变更执业地点时,应当向执业所在地的卫生主管部门报名并办理变更手续。如果护士在本地区医院进行调动,均需办理执业变更手续。未依照该规定办理执业地点变更手续的护士不能在医疗卫生机构从事诊疗技术规范规定的护理活动。

(3)《护士条例》第8条、第10条规定:护士执业注册有效期为5年,有效期满需要继续执业的,应当向本地区卫生主管部门申请延续注册。收到申请的卫生主管部门对具备本条例规定条件的,准予延续,延续执业注册有效期仍为5年;对不具备本条例规定条件的,不予延续,并书面说明理由。护士执业注册有效期满未延续执业注册的护士不能在医疗卫生机构从事诊疗技术规范规定的护理活动。

2.《护士条例》第28条规定

如果医疗卫生机构违反条例规定,允许上述人员从事诊疗技术规范规定的护理活动,均由其卫生主管部门依据职责分工给予相应处分。

3.在《侵权责任法》第54条规定

患者在诊疗活动中受到损害,医疗机构及其医务人员有过错的,都存在违法行为。因此如果未能根据《护士条例》第2章中护士执业注册要求,未办理执业注册手续,未准予从事特定的护理活动而致患者在诊疗活动中受到损害,即判定医疗机构及当事人有过错,即为违法行为。

(三)与法律责任相关的法规

1.《护士条例》第31条规定

护士在执业活动中有下列情形之一的:①发现患者病情危急未立即通知医师的;②发现医嘱违反法律、法规、规章或者诊疗技术规范的规定,未依照本条例第17条的规定提出或者报告的;③泄露患者隐私的;④发生自然灾害、公共卫生事件等严重威胁公众生命健康的突发事件,不服从安排参加医疗救护的。均由所在地卫生主管部门依据职责分工给予相应处理,情节严重的吊销其护士执业证书。

2.依据《侵权责任法》第 58 条

即患者有损害,因违反法律、行政法规、规章以及其他有关诊疗规范的规定,推定医疗机构有过错,即为违法行为。

3.《侵权责任法》第 57 条规定

医务人员在诊疗活动中,未尽到当时的医疗水平相应的诊疗义务,造成患者损害,应承担赔偿责任。因此护理人员必须遵循《护士条例》第 24 条:医疗卫生机构应当制定、实施本机构护士在职培训计划,并保证护士接受培训。护士培训应当注重新知识、新技术的应用,根据临床专科护理发展和专科护理岗位的需要,开展对护士的专科护理培训,以为患者提供与当时的行业标准及技术规范相符合的护理技术。

4.《侵权责任法》第 58 条规定

患者有损害,因隐匿或者拒绝提供与纠纷有关的病历资料,伪造、篡改或者销毁病历资料,推定医疗机构有过错。因此护理人员必须遵循病历书写相关要求,护理记录书写应遵循客观、真实、准确、及时、完整的原则,抢救患者应及时、据实记录,不得随意伪造、篡改病历,否则即为违法行为,并承担责任。《侵权责任法》第 61 条:医疗机构及其医务人员应当按照规定填写并妥善保管住院志、医嘱单、检验报告、手术及麻醉记录、病理资料、护理记录、医疗费用等病历资料。患者要求查阅、复制的病历资料,医疗机构应当提供。因此护理人员应按规定书写记录,并妥善保管病历资料。在患者提出要求时,应遵循《医疗事故处理条例》中有关病历纠纷管理规定复印。

5.《侵权责任法》第 59 条规定

因药品、消毒药剂、医疗器械的缺陷,或者输入不合格的血液造成患者损害的,患者可以向生产者或者血液提供机构请求赔偿,也可以向医疗机构请求赔偿。患者向医疗机构请求赔偿的,医疗机构赔偿后,有权向负有责任的生产者或者血液提供机构追偿。因此,护士在执行药物治疗过程中,必须严格执行技术操作规范。如查对药品及溶媒名称、剂量、浓度、性质、批号、有效期等药品质量。使用医疗器具、器材时必须检查产品是否合格,如包装有无破损、产品是否在有效期内等,对不合格者及时通知主管部门。疑似输血引起患者不良后果,需要对血液进行封存保管,应由主管部门通知提供该血液的供血机构派专人到现场处理。

六、护理不良事件的管理

不良事件是指在诊疗护理活动中,因违反医疗卫生法律、规章和护理规范、常规等造成的任何可能影响患者的诊疗结果、增加患者痛苦和负担并可能引发护理纠纷或事故的事件。医院应积极倡导、鼓励医护人员主动报告不良事件,通过对"错误"的识别能力和防范能力,使医院在质量管理与持续改进活动过程中,提升保障患者安全的能力。

(一)护理不良事件的分级

护理不良事件按照事件的严重程度分为 4 个等级。

(1)Ⅰ级(警讯事件):非预期的死亡,或是非疾病自然进展过程中造成永久性功能丧失。

(2)Ⅱ级(不良后果事件):在疾病医疗过程中因诊疗活动而非疾病本身造成的患者机体与功能损害。

(3)Ⅲ级(未造成后果事件):虽然发生了错误事件,但未给患者机体与功能造成任何损害,或虽有轻微后果但不需任何处理可完全康复。

(4)Ⅳ级(临界错误事件):由于及时发现,错误事件在对患者实施之前被发现并得到纠正。

(二)护理不良事件的分类

1.药物事件

药物事件即给药过程相关的不良事件,如医嘱开立、配液、输液过程相关的不良事件。

2.输血事件

与输血过程相关的不良事件,如自医嘱开立、备血、输血过程相关的不良事件。

3.手术事件

在手术前、手术中、手术后过程中的不良事件。

4.医疗处置事件

与医疗护理措施及治疗处置相关的不良事件。

5.院内非预期心跳、呼吸骤停事件

即发生在院内,非原疾病病程可预期的心脏呼吸骤停事件。

6.管路事件

任何管路滑脱、自拔、错接、阻塞、未正常开启等事件。

7.跌倒/坠床事件

因意外跌倒/坠床而造成不良事件。

8.组织损伤事件

因手术、卧床等因素而致压疮、烫伤、静脉注射因药物外渗而致组织损伤等不良事件。

9.检查、检验病理标本事件

与检查、检验等病理标本等过程相关的不良事件。

10.其他事件

除上述类型以外的导致患者损伤的事件。

(三)护理不良事件报告系统

1.报告护理不良事件的原则

根据所报告事件的种类可分为强制性报告系统和自愿报告系统两种。

(1)强制性报告系统:针对Ⅰ级警讯事件、Ⅱ级不良后果事件,即因不良事件造成患者严重伤害或死亡事件,要求必须遵循主动、及时上报原则,有助于分析事件原因。

(2)自愿报告系统:针对Ⅲ级未造成后果事件、Ⅳ级临界错误事件鼓励自愿报告不良事件,遵循保密、非惩罚、自愿上报原则,充分体现了护理安全质量管理的人性化特点。

2.不良事件自愿报告系统的特点

(1)非惩罚性:报告者不用担心因为报告而受到责备和处罚。

(2)保密性:为患者、报告者和报告科室保密,不将有关上报信息泄露。

(3)独立性:报告系统应独立于任何有权处理报告者和组织的报告部门。

(4)时效性:上报事件应由临床专家及时分析,从而迅速提出改进建议,以为临床反馈准确而有指导价值的信息,有助于借鉴和防范相关事件的发生。

(5)系统性:能够针对系统将上报的不良事件进行深入分析,如对工作流程、管理体系、仪器、人、环境等问题提出改进建议,以避免事件再次发生。

3.不良事件报告系统途径

(1)匿名报告:发生事件的个人或他人通过电话、书面报告等形式报告至相关部门。

(2)建立不良信息网络上报系统:通过网络上报系统使不良事件上报更为规范化、系统化,同时简化了上报流程。目前系统上报护理不良事件主要包括给药事件、管路滑脱、跌倒、坠床、压疮、药物外渗、组织损伤、输血错误、手术核查等,报告内容主要包括事件名称、性质、发生时间、发生部门、涉及人员、事件结果、原因分析、采取对策等，内容简洁，便于上报及汇总分析。

4.SHEL模式在不良事件分析中的应用

国外学者认为个体犯错误的背后大多存在某种产生错误的条件和环境，并主要由系统缺陷所造成，并非仅由个人的因素所致。个人仅是一系列环节中最后一道关口，因此采用多角度的临床事件系统分析有助于安全体系的完善。本节仅介绍SHEL模式事故分析法。

(1)S(soft)为软件部分：包括医疗、护理人员的业务素质和能力，具体包括医德素质、专业素质、技术素质、身体素质等。

(2)H(hard)为硬件部分：指医疗护理人员工作相关的设备、材料、工具等硬件。

(3)E(environment)为临床环境：是指医疗护理人员工作的环境。

(4)L(litigant)为当事人及他人：从管理者及他人的因素(患者的违医行为等)分析，找出管理者存在的问题。

应用SHEL模式对临床护理不良事件分析发现，不良事件容易发生在以人为中心的与硬件、软件、环境等相关作用的界面上。因此，从系统观分析其事件的发生，是由上述因素相互作用的结果，很少由单一因素形成。对于所发生的不良事件，应从管理者及他人因素中进行分析，从而发现管理环节存在的问题及护理质量管理体系的缺陷并加以改善。

第二章

消化内科患者的护理

第一节　上消化道出血

一、疾病概述

(一)概念和特点

上消化道出血是指十二指肠悬韧带以上的消化道,包括食管、胃、十二指肠、胰腺、胆管等病变引起的出血,以及胃空肠吻合术的空肠病变引起的出血。上消化道大出血是指数小时内失血量超过 1 000 mL 或循环血容量的 20%,主要表现为呕血和/或黑便,常伴有血容量减少而引起急性周围循环衰竭,是临床的急症,严重者可导致失血性休克而危及生命。

近年来,本病的诊断和治疗水平有很大的提高,临床资料统计显示,80%～85%急性上消化道大出血患者短期内能自行停止,仅 15%～20%患者出血不止或反复出血,最终死于出血并发症,其中急性非静脉曲张性上消化道出血的发病率在我国仍居高不下,严重威胁人民的生命健康。

(二)相关病理生理

上消化道出血多起因于消化性溃疡侵蚀胃基底血管导致其破裂而引发出血。出血后逐渐影响周围血液循环量,如因出血量多引起有效循环血量减少,进而引发血液循环系统代偿,以致血压降低,心悸、出汗,这急需即刻处理。出血处可能因血块形成而自动止血,但也可能再次出血。

(三)上消化道出血的病因

上消化道出血的病因包括溃疡性疾病、炎症、门静脉高压、肿瘤、全身性疾病等。临床上最常见的病因是消化性溃疡,其他依次为急性糜烂出血性胃炎、食管胃底静脉曲张破裂和胃癌。现将病因归纳列述如下。

1.上消化道疾病

(1)食管疾病、食管物理性损伤、食管化学性损伤。

(2)胃、十二指肠疾病:消化性溃疡、胃癌等。

(3)空肠疾病:胃肠吻合术后空肠溃疡、克罗恩病。

2.门静脉高压引起的食管胃底静脉曲张破裂出血

(1)各种病因引起的肝硬化。

(2)门静脉阻塞:门静脉炎、门静脉血栓形成、门静脉受邻近肿块压迫。

(3)肝静脉阻塞:如 Budd-Chiari 综合征。

3.上消化道邻近器官或组织的疾病

(1)胆管出血:胆囊或胆管结石、胆管蛔虫、胆管癌、肝癌、肝脓肿或肝血管瘤破入胆管等。

(2)胰腺疾病:急慢性胰腺炎、胰腺癌、胰腺假性囊肿、胰腺脓肿等。

(3)其他:纵隔肿瘤或囊肿破入食管、主动脉瘤、肝或脾动脉瘤破入食管等。

4.全身性疾病

(1)血液病:白血病、血友病、再生障碍性贫血、弥散性血管内凝血等。

(2)急性感染:脓毒症、肾综合征出血热、钩端螺旋体病、重症肝炎等。

(3)脏器衰竭:尿毒症、呼吸衰竭、肝功能衰竭等。

(4)结缔组织病:系统性红斑狼疮、结节性多动脉炎、皮肌炎等。

5.诱因

(1)服用水杨酸类或其他非甾体抗炎药或大量饮酒。

(2)应激相关胃黏膜损伤:严重感染、休克、大面积烧伤、大手术、脑血管意外等应激状态下,会引起应激相关胃黏膜损伤。应激性溃疡可引起大出血。

(四)临床表现

上消化道大量出血的临床表现主要取决于出血量及出血速度。

1.呕血与黑便

呕血与黑便是上消化道出血的特征性表现。上消化道出血之后,均有黑便。出血部位在幽门以上者常有呕血。若出血量较少、速度慢亦可无呕血。反之,幽门以下出血如出血量大,速度快,可因血反流入胃腔引起恶心、呕吐而表现为呕血。

呕血多棕褐色呈咖啡渣样,如出血量大,未经胃酸充分混合即呕出,则为鲜

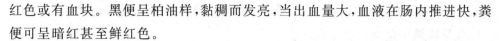

红色或有血块。黑便呈柏油样,黏稠而发亮,当出血量大,血液在肠内推进快,粪便可呈暗红甚至鲜红色。

2.失血性周围循环衰竭

急性大量失血由于循环血容量迅速减少而导致周围循环衰竭。一般表现为头昏、心慌、乏力,突然起立发生晕厥、肢体冷感、心率加快、血压偏低等。严重者呈休克状态。

3.发热

大量出血后,多数患者在 24 小时内出现低热,持续 3～5 天后降至正常。发热原因可能与循环血量减少和周围循环衰竭导致体温调节中枢功能紊乱等因素有关。

4.氮质血症

上消化道大量出血后,由于大量血液蛋白质的消化产物在肠道被吸收,血中尿素氮浓度可暂时增高,称为肠源性氮质血症。一般于 1 次出血后数小时血尿素氮开始上升,24～48 小时达到高峰,一般不超过 14.3 mmol/L(40 mg/dL),3～4 天后降至正常。

5.贫血和血常规

急性大量出血后均有失血性贫血。但在出血的早期,血红蛋白浓度、红细胞计数与血细胞比容可无明显变化。在出血后,组织液渗入血管内,使血液稀释,一般经 3～4 小时才出现贫血,出血后 24～72 小时血液稀释到最大限度。贫血程度取决于失血量外,还和出血前有无贫血、出血后液体平衡状态等因素相关。

急性出血患者为正细胞正色素性贫血,在出血后骨髓有明显代偿性增生,可暂时出现大细胞性贫血,慢性失血则呈小细胞低色素性贫血。出血 24 小时内网织红细胞即见增高,出血停止后逐渐降至正常。白细胞计数在出血后 2～5 小时轻至中度升高,血止后 2～3 天才恢复正常。但在肝硬化患者中,如同时有脾功能亢进,则白细胞计数可不升高。

(五)辅助检查

1.实验室检查

测定红细胞、白细胞和血小板计数,血红蛋白浓度、血细胞比容、肝肾功能、大便隐血检查等(以了解其病因、诱因及潜在的护理问题)。

2.内镜检查

出血后 24～48 小时行急诊内镜检查,可以直接观察出血部位,明确出血的病因,同时对出血灶进行止血治疗是上消化道出血病因诊断的首选检查方法。。

3.X 线钡餐检查

对明确病因亦有价值。主要适用于不宜或不愿进行内镜检查者或胃镜检查未能发现出血原因,需排除十二指肠降段以下的小肠段有无出血病灶者。

4.其他

放射性核素扫描或选择性动脉造影如腹腔动脉、肠系膜上动脉造影帮助确定出血部位,适用于内镜及 X 线钡剂造影未能确诊而又反复出血者。不能耐受 X 线、内镜或动脉造影检查的患者,可作吞线试验,根据棉线有无沾染血迹及其部位,可以估计活动性出血部位。

(六)治疗原则

上消化道大量出血为临床急症,应采取积极措施进行抢救。迅速补充血容量,纠正水电解质失衡,预防和治疗失血性休克,给予止血治疗,同时积极进行病因诊断和治疗。

药物治疗:包括局部用药和全身用药两部分。

1.局部用药

经口或胃管注入消化道内,对病灶局部进行止血,主要如下。

(1)8~16 mg 去甲肾上腺素溶于 100~200 mL 冰盐水口服,强烈收缩出血的小动脉而止血,适用于胃、十二指肠出血。

(2)口服凝血酶,经接触性止血,促使纤维蛋白原转变为纤维蛋白,加速血液凝固,近年来被广泛应用于局部止血。

2.全身用药

经静脉进入体内,发挥止血作用。

(1)抑制胃酸分泌药:对消化性溃疡和急性胃黏膜损伤引起的出血,常规给予 H_2 受体拮抗剂或质子泵抑制剂,以提高和保持胃内较高的 pH,有利于血小板聚集及血浆凝血功能所诱导的止血过程。常用药物有:①西咪替丁 200~400 mg,每 6 小时 1 次;②雷尼替丁 50 mg,每 6 小时 1 次;③法莫替丁 20 mg,12 小时 1 次;④奥美拉唑 40 mg,每 12 小时 1 次。急性出血期均为静脉用药。

(2)降低门静脉压力药。①血管升压素及其拟似物:为常用药物,其机制是收缩内脏血管,从而减少门静脉血流量,降低门静脉及其侧支循环的压力。用法为血管升压素 0.2 U/min 持续静脉滴注,视治疗反应,可逐渐加至 0.4 U/min。同时用硝酸甘油静脉滴注或含服,以减轻大剂量用血管升压素的不良反应,并且硝酸甘油有协同降低门静脉压力的作用。②生长抑素及其拟似物:止血效果好,可明显减少内脏血流量,并减少奇静脉血流量,而奇静脉血流量是食管静脉血流量的标志。14肽天然生长抑素,用法为首剂 250 μg 缓慢静脉注射,继以 250 μg/h 持续静脉滴注。人工合成剂奥曲肽,常用首剂 100 μg 缓慢静脉注射,继以 25~50 μg/h持续静脉滴注。

(3)促进凝血和抗纤溶药物:补充凝血因子如静脉注入纤维蛋白原和凝血酶原复合物对凝血功能异常引起出血者有明显疗效。抗血纤溶芳酸和6-氨基己酸有对抗或抑制纤维蛋白溶解的作用。

二、护理评估

(一)一般评估

1.生命体征

大量出血患者因血容量不足,外周血管收缩,体温可能偏低,出血后 2 天内多有发热,一般不超过38.5 ℃,持续 3~5 天;脉搏增快(>120 次/分)或细速;呼吸急促、浅快;血压降低,收缩压降至 10.7 kPa(80 mmHg)以下,甚至可持续下降至测不出,脉压差减少,<4.0 kPa(30 mmHg)。

2.患者主诉

有无头晕、乏力、心慌、气促、冷、口干口渴等症状。

3.相关记录

呕血颜色、量,皮肤、尿量、出入量、黑便颜色和量等记录结果。

(二)身体评估

1.头颈部

上消化道大量出血,有效循环血容量急剧减少,患者可出现精神萎靡、嗜睡、表情淡漠、烦躁不安、意识模糊甚至昏迷。

2.腹部

(1)有无肝脾大,如果脾大、蜘蛛痣、腹壁静脉曲张或有腹水者,提示肝硬化门静脉高压食管静脉破裂出血;肝大、质地硬、表面凹凸不平或有结节,提示肝癌。

(2)腹部肿块的质地软硬度、如果质地硬、表面凹凸不平或有结节应考虑胃、胰腺、肝胆肿瘤。

(3)中等量以上的腹水可有移动性浊音。

(4)肠鸣音活跃,肠蠕动增强,肠鸣音达 10 次/分,但音调不特别高调,提示有活动性出血。

（5）直肠和肛门有无结节、触痛和肿块、狭窄等异常情况。

3.其他

（1）出血部位与出血性质的评估：上消化道出血不包括口、鼻、咽喉等部位出血及咯血，应注意鉴别。出血部位在幽门以上，呕血及黑便可同时发生，而幽门以下部位出血，多以黑便为主。下消化道出血较少时，易被误认为是上消化道出血。下消化道出血仅有便血，无呕血，粪便鲜红、暗红或有血块，患者常感下腹部疼痛等不适感。进食动物血、肝，服用骨炭、铁剂、铋剂或中药也可使粪便发黑，但黑而无光泽。

（2）出血量的评估：粪便隐血试验阳性，表示每天出血量＞5 mL；出现黑便时表示每天出血量在50～70 mL，胃内积血量达250～300 mL，可引起呕血；急性出血量＜400 mL 时，组织液及脾脏贮血补充失血量，可无临床表现，若大量出血数小时内失血量超过1 000 mL 或循环血容量的20%，引起急性周围循环衰竭，导致急性失血性休克而危及患者生命。

（3）失血程度的评估：失血程度除按出血量评估外，还应根据全身状况来判断。失血的表现多伴有全身症状，表现为：①轻度失血，失血量达全身总血量10%～15%，患者表现为皮肤苍白、头晕、怕冷，血压可正常但有波动，脉搏稍快，尿量减少。②中度失血：失血量达全身总血量20%以上，患者表现为口干、眩晕、心悸，血压波动、脉压变小，脉搏细数，尿量减少。③重度失血，失血量达全身总血量30%以上，患者表现为烦躁不安、意识模糊、出冷汗、四肢厥冷、血压显著下降、脉搏细数超过120次/分，尿少或尿闭，重者失血性休克。

（4）出血是否停止的评估：①反复呕血，呕吐物由咖啡色转为鲜红色，黑便次数增多且粪便稀薄色泽转为暗红色，伴肠鸣音亢进。②周围循环衰竭的表现经充分补液、输血仍未见明显改善，或暂时好转后又恶化，血压不稳，中心静脉压不稳定。③红细胞计数、血细胞比容、血红蛋白测定不断下降，网织红细胞计数持续增高。④在补液足够、尿量正常时，血尿素氮升高。⑤门静脉高压患者的脾脏大，因出血而暂时缩小，如不见脾脏恢复肿大，提示出血未止。

（三）心理-社会评估

患者发生呕血与黑便时都可导致患者紧张、烦躁不安、恐惧、焦虑等反应。病情危重者，患者可出现濒死感，而此时其家属表现伤心状态，使患者出现较强烈的紧张及恐惧感。慢性疾病或全身性疾病致反复呕血与黑便者，易使患者对治疗和护理失去信心，表现为护理工作上不合作。患者及其家庭对疾病的认识态度影响患者的生活质量，影响其工作、学习、社交等活动。

(四)辅助检查结果评估

1.血常规

上消化道出血后均有急性失血性贫血;出血后 6～12 小时红细胞计数、血红蛋白浓度及血细胞比容下降;在出血后 2～5 小时白细胞数开始增高,血止后 2～3 天降至正常。

2.血尿素氮测定

呕血的同时因部分血液进入肠道,血红蛋白的分解产物在肠道被吸收,故在出血数小时后尿素氮开始不升,24～48 小时可达高峰,持续时间不等,与出血时间长短有关。

3.粪便检查

隐血试验阳性,但检查前需禁止食动物血、肝、绿色蔬菜等 3～4 天。

4.内镜检查

直接观察出血的原因和部位,黏膜皱襞迂曲可提示胃底静脉曲张曲张。

(五)常用药物治疗效果的评估

1.输血

输血前评估患者的肝功能,肝功能受损宜输新鲜血,因库存血含氨量高易诱发肝性脑病。同时要评估患者年龄、病情、周围循环动力学及贫血状况,注意因输液、输血过快、过多导致肺水肿,原有心脏病或老年患者必要时可根据中心静脉压调节输液量。

2.血管升压素

滴注速度应准确,并严密观察有无出现腹痛、血压升高、心律失常、心肌缺血,甚至发生心肌梗死等不良反应。评估是否药液外溢,一旦外溢用 50% 硫酸镁湿敷,因该药有抗利尿作用,突然停用血管升压素会引起反射性尿液增多,故应观察尿量并向家属做好解释工作。同时,孕妇、冠心病、高血压禁用血管升压素。

3.凝血酶

口服凝血酶时评估有无有恶心、头昏等不良反应,并指导患者更换体位。此药不能与酸碱及重金属等药物配伍,应现用现配,若出现过敏现象应立即停药。

4.镇静剂

评估患者的肝功能,肝病患者忌用吗啡、巴比妥类等强镇静药物。

三、主要护理诊断/问题

(一)体液不足

与上消化道大量出血有关。

(二)活动无耐力

与上消化道出血所致周围循环衰竭有关。

(三)营养失调

低于机体需要量:与急性期禁食及贫血有关。

(四)恐惧

与急性上消化道大量出血有关。

(五)知识缺乏

缺乏有关出血的知识及防治的知识。

(六)潜在并发症

休克、急性肾衰竭。

四、护理措施

(一)一般护理

1.休息与体位

少量出血者应卧床休息,大出血时绝对卧床休息,取平卧位并将下肢略抬高,以保证脑部供血。呕吐时头偏向一侧,防止窒息或误吸。指导患者坐起、站起时动作要缓慢,出现头晕、心慌、出汗时立即卧床休息并告知护士。病情稳定后,逐渐增加活动量。

2.饮食护理

急性大出血伴恶心、呕吐者应禁食。少量出血无呕吐者,可进食温凉、清淡流质食物。出血停止后改为营养丰富、易消化、无刺激性半流质、软食,少量多餐逐渐过渡到正常饮食。食管胃底静脉曲张破裂出血者避免粗糙、坚硬、刺激性食物,且应细嚼慢咽。防止损伤曲张静脉而再次出血。

3.安全护理

轻症患者可起身稍做活动,可上厕所大小便。但应注意有活动性出血时,患者常因有便意而至厕所,在排便时或便后起立时晕厥,因此必要时由护士陪同如厕或暂时改为在床上排泄。重症患者应多巡视,用床栏加以保护。

(二)病情观察

上消化道大量出血时,有效循环血容量急剧减少,可导致休克或死亡,所以要严密监测。①精神和意识状态：是否精神萎靡、嗜睡、表情淡漠、烦躁不安、意识模糊甚至昏迷。②生命体征：体温不升或发热，呼吸急促，脉搏细弱、血压降低、脉压差变小、必要时行心电监护。③周围循环状况：观察皮肤和甲床色泽，肢体温暖或是湿冷，周围静脉特别是颈静脉充盈情况。④准确记录 24 小时出入量，测每小时尿量，应保持尿量大于每小时 30 mL，并记录呕吐物和粪便的性质、颜色及量。⑤定期复查红细胞计数、血细胞比容、血红蛋白、网织红细胞计数、血尿素氮、粪潜血，以了解贫血程度、出血是否停止。

（三）用药护理

立即建立静脉通道，遵医嘱迅速、准确地实施输血、输液、各种止血治疗及用药等抢救措施，并观察治疗效果及不良反应。血管升压素可引起腹痛、血压升高、心律失常、心肌缺血，甚至发生心肌梗死，故滴注速度应准确，并严密观察不良反应。同时，孕妇、冠心病、高血压禁用血管升压素。肝病患者忌用吗啡、巴比妥类药物，宜输新鲜血，因库存血含氨量高，易诱发肝性脑病。

（四）三腔两囊管护理

插管前应仔细检查，确保三腔气囊管通畅，无漏气，并分别做好标记，以防混淆，备用。插管后检查管道是否在胃内，抽取胃液，确定管道在胃内分别向胃囊和食管囊注气，将食管引流管、胃管连接负压吸引器，定时抽吸，观察出血是否停止，并记录引流液的性状及量。并做好留置三腔气囊管期间的护理和拔管出血停止后的观察及拔管。

（五）心理护理

护理人员应关心、安慰患者尤其是反复出血者。解释各项检查、治疗措施，耐心细致地解答患者或家属的提问，消除他们的疑虑。同时，经常巡视，大出血时陪伴患者，以减轻患者的紧张情绪。抢救工作应迅速而不忙乱，使其产生安全感、信任，保持稳定情绪，帮助患者消除紧张恐惧心理，更好地配合治疗及护理。

（六）健康教育

1.疾病知识指导

应帮助患者和家属掌握有关疾病的病因和诱因，以及预防、治疗和护理知识，以减少再度出血的危险。并且指导患者及家属学会早期识别出血征象及应急措施。

2.饮食指导

合理饮食是避免诱发上消化道出血的重要措施。注意饮食卫生和规律饮食；进食营养丰富、易消化的食物，避免粗糙、刺激性食物，或过冷、过热、产气多的食物、饮料,禁烟、浓茶、咖啡等对胃有刺激的食物。

3.生活指导

生活起居要有规律,劳逸结合,情绪乐观,保证身心愉悦,避免长期精神紧张。应在医师指导下用药,同时,慢性病者应定期门诊随访。

4.自我观察

教会患者出院后早期识别出血征象及应急措施:出现头晕、心悸等不适,或呕血、黑便时,立即卧床休息,保持安静,减少身体活动;呕吐时取侧卧位以免误吸;立即送医院治疗。

5.及时就诊的指标

(1)有呕血和黑便。

(2)出现血压降低、头晕、心悸等不适。

五、护理效果评估

(1)患者呕血和黑便停止,生命体征正常。

(2)患者活动耐受力增加,活动时无晕厥、跌倒危险。

(3)患者置管期间患者无窒息、意外吸入、食管胃底黏膜无溃烂、坏死。

(4)患者体重逐渐恢复正常,营养状态良好。

第二节 消化性溃疡

一、疾病概述

(一)概念和特点

消化性溃疡主要指发生在胃和十二指肠的慢性溃疡,即胃溃疡(gastric ulcer,GU)和十二指肠溃疡(duodenal ulcer,DU),因溃疡的形成与胃酸/胃蛋白酶的消化作用有关而得名。溃疡的黏膜缺损超过黏膜肌层,不同于糜烂。

消化性溃疡是全球常见疾病,其患病率在近年来呈下降趋势。本病可发生于任何年龄,但中年最为常见,DU多见于青壮年,而GU多见于中老年,后者发病高峰比前者约晚10年。男性患病比女性多见。临床上DU比GU多见,两者之比为(2~3):1,但有地区差异。

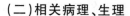

(二)相关病理、生理

目前,对消化性溃疡的病理、生理的认识主要是基于 Shay 和 Sun 等人提出的"平衡学说"。即正常情况下,胃黏膜的攻击因子与防御因子应保持生理上的平衡,若攻击因子过强或防御因子减弱,就会造成胃黏膜损伤而引起溃疡。攻击因子主要有胃酸、胃蛋白酶、幽门螺杆菌等。防御因子主要有碳酸氢盐、胃黏液屏障和前列腺素等细胞保护因子。因此,"平衡学说"实际上就是胃酸分泌系统与胃黏膜保护系统之间的平衡。

(三)消化性溃疡的病因

1.幽门螺杆菌感染和非甾体抗炎药

近年的研究已经明确,幽门螺杆菌(Hp)感染和服用非甾体抗炎药(NSAID)是最常见病因。溃疡发生是黏膜侵袭因素和防御因素失平衡的结果,胃酸在溃疡的形成中起关键作用。对胃、十二指肠黏膜有损伤的侵袭因素包括胃酸和胃蛋白酶的消化作用,Hp 的感染、NSAID,以及其他如胆盐、胰酶、酒精等,其中 Hp 和 NSAID 是损害胃黏膜屏障,导致消化性溃疡的最常见病因。

2.下列因素与消化性溃疡发病有不同程度的关系

(1)吸烟:吸烟者消化性溃疡的发生率比不吸烟者高,吸烟影响溃疡愈合和促进溃疡复发。

(2)遗传:消化性溃疡的家族史可能是 Hp 感染"家庭聚集"现象,O 型血胃上皮细胞表面表达更多黏附受体而有利于 Hp 定植,故 O 型血者易患消化性溃疡。

(3)急性应激:情绪应激可能主要起诱因作用,可能通过神经内分泌途径影响胃十二指肠分泌、运动和黏膜血流的调节。

(4)胃十二指肠运动异常:胃肠运动障碍不大可能是原发病因,但可加重 Hp 或 NSAID 对黏膜的损害。

因此,消化性溃疡是一种多因素疾病,其中 Hp 感染和服用 NSAID 是已知的主要病因,溃疡发生是黏膜侵袭因素和防御因素失平衡的结果,胃酸在溃疡形成中起关键作用。

(四)临床表现

上腹痛是消化性溃疡的主要症状,但部分患者可无症状或症状较轻以至于不为患者所注意,而以出血、穿孔等并发症为首发症状。

典型的消化性溃疡有如下临床特点:①慢性过程,病史可达数年至数十年。②周期性发作,发作与自发缓解相交替,发作期可为数周或数月,缓解期亦长短不一,短者数周、长者数年;发作常有季节性,多在秋冬季或冬春之交发病,可因精神情绪不良或过劳而诱发。③发作时上腹痛呈节律性,表现为空腹痛即餐后2~4小时和/或午夜痛,腹痛多为进食或服用抗酸药所缓解,典型节律表现在GU多见。

1.症状

上腹痛为主要症状,性质多为灼痛,亦可为钝痛、胀痛、剧痛或饥饿样不适感。多位于中上腹,可偏右或偏左。一般为轻至中度持续性痛。疼痛常有典型的节律性如上述。腹痛多在进食或服用抗酸药后缓解。

2.体征

溃疡活动时上腹部可有局限性轻压痛,缓解期无明显体征。

(五)辅助检查

1.实验室检查

血常规、尿和便常规(粪便潜血试验)、生化、肝肾功能检查(以了解其病因、诱因及潜在的护理问题)。

2.胃镜和胃黏膜活组织检查

胃镜和胃黏膜活组织检查是确诊消化性溃疡首选的检查方法。内镜下消化性溃疡多呈圆形或椭圆形,也有呈线形,边缘光整,底部覆有灰黄色或灰白色渗出物,周围黏膜可有充血、水肿,可见皱襞向溃疡集中。内镜下溃疡可分为活动期(A)、愈合期(H)和瘢痕期(S)3个病期。

3.X线钡餐检查

其适用于对胃镜检查有禁忌或不愿接受胃镜检查者。溃疡的X线征象有直接和间接两种:龛影是直接征象,对溃疡有确诊价值;局部压痛、十二指肠球部激惹和球部畸形、胃大弯侧痉挛性切迹均为间接征象,仅提示可能有溃疡。

4.Hp检测

该检测应列为消化性溃疡诊断的常规检查项目,因为有无Hp感染决定治疗方案的选择。监测方法分为侵入性和非侵入性两大类。前者需通过胃镜检查取胃黏膜活组织进行监测,主要包括快速尿素酶试验、组织学检查和Hp培养;后者主要有^{13}C或^{14}C尿素呼气试验、粪便Hp抗原检测及血清学检查。

(六)治疗原则

消化性溃疡的治疗目的:消除病因、缓解症状、愈合溃疡、防止复发和防治并发症。针对病因的治疗,例如根除Hp,有可能彻底治愈溃疡病,是近年来消化性溃疡治疗的一大进展。

1.药物治疗

治疗消化性溃疡的药物可分为抑制胃酸分泌的药物和保护胃黏膜的药物两大类,主要起缓解症状和促进溃疡愈合的作用,常与根除 Hp 治疗配合使用。

(1)抑制胃酸药物:溃疡的愈合与抑酸治疗的强度和时间成正比。抗酸药具有中和胃酸作用,可迅速缓解疼痛症状,但一般剂量难以促进溃疡愈合,故目前多作为加强止痛的辅助治疗。常用的抑制胃酸的药物有:①碱性抗酸剂。氢氧化铝、铝碳酸镁等及其复方制剂;②H$_2$受体拮抗剂:西咪替丁 800 mg,每晚 1 次或400 mg,2 次/天;③雷尼替丁 300 mg,每晚 1 次或 150 mg,2 次/天;④法莫替丁40 mg,每晚 1 次或 20 mg,2 次/天;⑤尼扎替丁 300 mg,每晚 1 次或150 mg,2 次/天;⑥质子泵抑制剂:奥美拉唑 20 mg,1 次/天;⑦兰索拉唑 30 mg,1 次/天。

(2)保护胃黏膜药物:硫糖铝和胶体铋目前已少用作治疗消化性溃疡的一线药物。枸橼酸铋钾(胶体次枸橼酸铋)因兼有较强抑制幽门螺杆菌作用,可作为根除 Hp 联合治疗方案的组分,但要注意此药不能长期服用,因会过量蓄积而引起神经毒性。米索前列醇具有抑制胃酸分泌、增加胃十二指肠黏膜的黏液及碳酸氢盐分泌和增加黏膜血流等作用,主要用于 NSAID 溃疡的预防,腹泻是常见不良反应,因引起子宫收缩故孕妇忌服。

常用的有:①硫糖铝 1 g,4 次/天;②前列腺素类药物:米索前列醇 200 μg,4 次/天;③胶体铋:枸橼酸铋钾120 mg,4 次/天。

根除幽门螺杆菌治疗:凡有 Hp 感染的消化性溃疡,无论初发或复发、活动或静止、有无并发症,均应予以根除 Hp 治疗。根除 Hp 治疗结束后,继续给予1 个疗程的抗溃疡治疗是最理想的。这对有并发症或溃疡面积大的患者尤为必要。

2.其他治疗

外科手术,仅限于少数有并发症者,包括:①大量出血经内科治疗无效;②急性穿孔;③瘢痕性幽门梗阻;④胃溃疡癌变;⑤严格内科治疗无效的顽固性溃疡。

二、护理评估

(一)一般评估

1.患病及治疗经过

询问发病的有关诱因和病因,例如发病是否与天气变化,饮食不当或情绪激动有关;有无暴饮暴食、喜食酸辣等刺激性食物的习惯;是否嗜烟酒;有无经常服用 NSAID 药物史;家族中有无溃疡病者等。询问患者的病程经过,例如首次疼痛发作的时间,疼痛与进食的关系,是餐后还是空腹出现,有无规律,部位及性质如何,应用何种方法能缓解疼痛。曾做过何种检查和治疗,结果如何。

2.患者主诉与一般情况

有无恶心、呕吐、嗳气、反酸等其他消化道症状,有无呕血、黑便、频繁呕吐等症状。询问此次发病与既往有无变化,日常休息与活动如何等。

3.相关记录

腹痛、体重、体位、饮食、药物、出入量等记录结果。

(二)身体评估

1.头颈部

有无痛苦表情、消瘦、贫血貌等。

2.腹部

(1)上腹部有无固定压痛点,有无胃蠕动波,全腹有无压痛、反跳痛,有无腹肌紧张。

(2)有无空腹振水音,腹部有无肠鸣音变化(亢进、减弱或消失)(结合病例综合考虑)。

3.其他

有无因腹部疼痛而发生的体位改变等。

(三)心理-社会评估

患者及家属对疾病的认识程度,患者有无焦虑或恐惧等心理,患者在疾病治疗过程中的心理反应与需求,家庭及社会支持情况。

(四)辅助检查结果评估

(1)血常规:有无红细胞计数、血红蛋白减少。

(2)粪便潜血试验:是否为阳性。

(3)Hp 检测:是否为阳性。

(4)胃液分析:基础排酸量和最大排酸量是增高、减少还是正常。

(5)X 线钡餐造影:有无典型的溃疡龛影及其部位。

(6)胃镜及黏膜活检:溃疡的部位、大小及性质如何,有无活动性出血。

(五)常用药物治疗效果的评估

1.抗酸药评估要点

(1)用药剂量/天、时间、用药的方法(静脉注射、口服)的评估与记录。

(2)有无磷缺乏症表现:食欲缺乏、软弱无力等症状,甚至有骨质疏松的表现。

(3)有无严重便秘、代谢性碱中毒与钠潴留,甚至肾损害。服用镁剂应注意有无腹泻。

2.H_2受体拮抗剂评估要点

(1)用药剂量/天、时间、用药的方法(静脉注射、口服)的评估与记录,静脉给药应注意控制速度,速度过快可引起低血压和心律失常。

(2)注意监测肝、肾功能,注意有无头痛、头晕、疲倦、腹泻及皮疹等反应,因药物可随母乳排出,哺乳期应停止用药。

3.质子泵抑制剂的评估要点

(1)患者自觉症状:有无头晕、腹泻等症状。

(2)有无皮肤等反应:例如荨麻疹、皮疹、瘙痒、头痛、口苦和肝功能异常等。

三、主要护理诊断

(1)腹痛:与胃酸刺激溃疡面引起化学性炎症反应有关。

(2)营养失调,低于机体需要量:与疼痛致摄入减少及消化吸收障碍有关。

(3)知识缺乏:缺乏有关消化性溃疡病因及预防知识。

(4)潜在并发症:上消化道大量出血、穿孔、幽门梗阻和癌变。

四、护理措施

(一)休息与活动

溃疡活动期且症状较重者,嘱其卧床休息几天至1～2周,可使疼痛等症状缓解。病情较轻者则应鼓励其适当活动,以分散注意力。

(二)指导缓解疼痛

注意观察及详细了解患者疼痛的规律和特点,并按其疼痛特点指导缓解疼痛的方法。如DU表现为空腹痛或午夜痛,指导患者在疼痛前或疼痛时进食碱性食物(如苏打饼干等),或服用制酸剂。也可采用局部热敷或针灸止痛。

(三)合理饮食

选择营养丰富,易消化的食物。症状重者以面食为主。避免食用机械性和化学性刺激强的食物。以少食多餐为主,每天进食4～5次,避免过饱,进食宜细嚼慢咽,以增加唾液分泌,稀释和中和胃酸。

(四)用药护理

应严格按医嘱用药,并注意观察常用药的毒副作用,发现问题及时处理。

(五)心理护理

多关心体贴患者,使患者保持良好的情绪,因为过分焦虑和恐惧往往更易诱发和加重消化性溃疡。

(六)健康教育

1.帮助患者认识和去除病因

讲解引起和加重溃疡病的相关因素,指导其保持乐观情绪,规律生活。

2.饮食指导

建立合理的饮食习惯和结构,戒除烟酒,避免摄入刺激性食物。饮食宜清淡、易消化、富营养,少食多餐。

3.用药原则

指导患者按医嘱正确服药,学会观察药效及不良反应,不随便停药或减量,防止溃疡复发。指导患者慎用或勿用致溃疡的药物,如阿司匹林、咖啡因、泼尼松等。

4.适当活动计划

制订个体化的活动计划,选择合适的锻炼方式,提高机体抵抗力。

5.自我观察

教会患者出院后的某些重要指标的自我监测:如腹痛、呕吐、黑便等监测并正确记录。

6.及时就诊的指标

(1)上腹疼痛节律发生变化或疼痛加剧。

(2)出现呕血、黑便等。

第三节 胃 炎

胃炎是指不同病因所致的胃黏膜炎症,通常包括上皮损伤、黏膜炎症反应和细胞再生3个过程,是最常见的消化道疾病之一。

一、急性胃炎

急性胃炎是由多种病因引起的急性胃黏膜炎症,内镜检查可见胃黏膜充血、水肿、出血、糜烂及浅表溃疡等一过性病变。临床上,以急性糜烂出血性胃炎最常见。

(一)病因与发病机制

1.药物

最常引起胃黏膜炎症的药物是非甾体抗炎药(nonsteroidal anti-inflammatory drug,NSAID),如阿司匹林、吲哚美辛等,可破坏胃黏膜上皮层,引起黏膜糜烂。

2.急性应激

严重的重要脏器衰竭、严重创伤、大手术、大面积烧伤、休克甚至精神心理因素等引起的急性应激,导致胃黏膜屏障破坏和 H^+ 弥散进入黏膜,引起胃黏膜糜烂和出血。

3.其他

酒精具有亲脂性和溶脂能力,高浓度酒精可直接破坏胃黏膜屏障。某些急性细菌或病毒感染、胆汁和胰液反流、胃内异物以及肿瘤放疗后的物理性损伤,可造成胃黏膜损伤引起上皮细胞损害、黏膜出血和糜烂。

(二)临床表现

1.症状

轻者大多无明显症状;有症状者主要表现为非特异性消化不良的表现。上消化道出血是该病突出的临床表现。

2.体征

上腹部可有不同程度的压痛。

(三)辅助检查

1.实验室检查

大便潜血试验呈阳性。

2.内镜检查

纤维胃镜检查是诊断的主要依据。

(四)治疗要点

治疗原则是去除致病因素和积极治疗原发病。药物引起者,立即停药。急性应激者,在积极治疗原发病的同时,给予抑制胃酸分泌的药物。发生上消化道大出血时,按上消化道出血处理。

(五)护理措施

1.休息与活动

注意休息,减少活动。急性应激致病者应卧床休息。

2.饮食护理

定时、规律进食,少食多餐,避免辛辣刺激性食物。

3.用药指导

指导患者遵医嘱慎用或禁用对胃黏膜有刺激作用的药物,并指导患者正确服用抑酸剂、胃黏膜保护剂等药物。

二、慢性胃炎

慢性胃炎是由各种病因引起的胃黏膜慢性炎症。其发病率在各种胃病中居首位。

(一)病因与发病机制

1.幽门螺杆菌感染

幽门螺杆菌感染被认为是慢性胃炎最主要的病因。

2.饮食和环境因素

饮食中高盐和缺乏新鲜蔬菜、水果与发生慢性胃炎相关。幽门螺杆菌可增加胃黏膜对环境因素损害的易感性。

3.物理及化学因素

物理及化学因素可削弱胃黏膜的屏障功能,使其易受胃酸-胃蛋白酶的损害。

4.自身免疫

由于壁细胞受损,机体产生壁细胞抗体和内因子抗体,使胃酸分泌减少乃至缺失,还可影响维生素 B_{12} 吸收,导致恶性贫血。

5.其他因素

慢性胃炎与年龄相关。

(二)临床表现

1.症状

$70\% \sim 80\%$ 的患者可无任何症状,部分患者表现为非特异性的消化不良,症状常与进食或食物种类有关。

2.体征

体征多不明显,有时上腹部轻压痛。

(三)辅助检查

1.实验室检查

胃酸分泌正常或偏低。

2.幽门螺杆菌检测

可通过侵入性和非侵入性方法检测。

3.胃镜及胃黏膜活组织检查

胃镜及胃黏膜活组织检查是诊断慢性胃炎最可靠的方法。

(四)治疗要点

治疗原则是消除病因、缓解症状、控制感染、防治癌前病变。

1.根除幽门螺杆菌感染

对幽门螺杆菌感染引起的慢性胃炎,尤其在活动期,目前多采用三联疗法,即一种胶体铋剂或一种质子泵抑制剂加上两种抗菌药物。

2.根据病因给予相应处理

若因非甾体抗炎药引起,应停药并给予抑酸剂或硫糖铝;若因胆汁反流,可用氢氧化铝凝胶来吸附,或予以硫糖铝及胃动力药物以中和胆盐,防止反流。

3.对症处理

有胃动力学改变者,可服用多潘立酮、西沙必利等;自身免疫性胃炎伴有恶性贫血者,遵医嘱肌内注射维生素 B_{12}。

(五)护理措施

1.一般护理

(1)休息与活动:急性发作或伴有消化道出血时应卧床休息,并可用转移注意力、做深呼吸等方法来减轻焦虑、缓解疼痛。病情缓解时,进行适当的运动和锻炼,注意避免过度劳累。

(2)饮食护理:以高热量、高蛋白、高维生素及易消化的饮食为原则,宜定时定量、少食多餐、细嚼慢咽,避免摄入过咸、过甜、过冷、过热及辛辣刺激性食物。

2.病情观察

观察患者消化不良症状,腹痛的部位以及性质,呕吐物和粪便的颜色、量及性状等,用药前后患者的反应。

3.用药护理

注意观察药物的疗效及不良反应。

(1)慎用或禁用阿司匹林、吲哚美辛等对胃黏膜有刺激的药物。

(2)胶体铋剂:枸橼酸铋钾宜在餐前半小时用吸管吸入服用。部分患者服药后出现便秘和大便呈黑色,停药后可自行消失。

(3)抗菌药物:服用阿莫西林前应询问患者有无青霉素过敏史,应用过程中注意有无迟发性变态反应。甲硝唑可引起恶心、呕吐等胃肠道反应。

4.症状、体征的护理

腹部疼痛或不适者,避免精神紧张,采取转移注意力、做深呼吸等方法缓解疼痛;或用热水袋热敷胃部,以解除痉挛,减轻腹痛。

5.健康指导

(1)疾病知识指导:向患者及家属介绍本病的相关病因和预后,避免诱发因素。

(2)饮食指导:指导患者加强饮食卫生和营养,规律饮食。

(3)生活方式指导:指导患者保持良好的心态,生活要有规律,合理安排工作和休息时间,劳逸结合。

(4)用药指导:指导患者遵医嘱服药,如有异常及时就诊,定期门诊复查。

第四节　反流性食管炎

反流性食管炎是指胃、十二指肠内容物反流入食管所引起的食管黏膜炎症、糜烂、溃疡和纤维化等病变,甚至引起咽喉、气道等食管以外的组织损害。其发病男性多于女性,男女比例为(2~3):1,发病率为1.92%。随着年龄的增长,食管下段括约肌收缩力的下降,胃、十二指肠内容物自发性反流,而使老年人反流性食管炎的发病率有所增加。

一、病因与发病机制

(一)抗反流屏障削弱

食管下括约肌是指食管末端3~4 cm长的环形肌束。正常人静息时压力为1.3~4.0 kPa(10~30 mmHg),为一高压带,防止胃内容物反流入食管。由于年龄的增长,机体老化导致食管下括约肌的收缩力下降引起食物反流。一过性食管下括约肌松弛也是反流性食管炎的主要发病机制。

(二)食管清除作用减弱

正常情况下,一旦发生食物的反流,大部分反流物通过1~2次食管自发和继发性的蠕动性收缩将食管内容物排入胃内,即容量清除,剩余的部分则由唾液缓慢地中和。老年人食管蠕动缓慢和唾液产生减少,影响了食管的清除作用。

(三)食管黏膜屏障作用下降

反流物进入食管后,可以凭借食管上皮表面黏液、不移动水层和表面 HCO_3^-、复层鳞状上皮等构成上皮屏障,以及黏膜下丰富的血液供应构成的后上皮屏障,发挥其抗反流物对食管黏膜损伤的作用。随着机体老化,食管黏膜逐渐萎缩,黏膜屏障作用下降。

二、护理评估

(一)健康史

询问患者的饮食结构及习惯、有无长期服用药物史。

(二)身体评估

1.反流症状

反酸、反食、反胃(指胃内容物在无恶心和不用力的情况下涌入口腔)、嗳气等,多在餐后明显或加重,平卧或躯体前屈时易出现。

2.反流物引起的刺激症状

胸骨后或剑突下烧灼感、胸痛、吞咽困难等。常由胸骨下段向上伸延,常在餐后1小时出现,平卧、弯腰或腹压增高时可加重。反流物刺激食管痉挛导致胸痛,常发生在胸骨后或剑突下。严重时可为剧烈刺痛,可放射到后背、胸部、肩部、颈部、耳后,有的酷似心绞痛的特点。

3.其他症状

咽部不适,有异物感、棉团感或堵塞感,可能与酸反流引起食管上段括约肌压力升高有关。

4.并发症

(1)上消化道出血:因食管黏膜炎症、糜烂及溃疡可以导致上消化道出血。

(2)食管狭窄:食管炎反复发作致使纤维组织增生,最终导致瘢痕性狭窄。

(3)Barrett食管:在食管黏膜的修复过程中,食管-贲门交界处2cm以上的食管鳞状上皮被特殊的柱状上皮取代,称之为Barrett食管。Barrett食管发生溃疡时,又称Barrett溃疡。Barrett食管是食管癌的主要癌前病变,其腺癌的发生率较正常人高30～50倍。

(三)辅助检查

1.内镜检查

内镜检查是反流性食管炎最准确、最可靠的诊断方法,能判断其严重程度和有无并发症,结合活检可与其他疾病相鉴别。

2.24 小时食管 pH 监测

应用便携式 pH 记录仪在生理状态下对患者进行 24 小时食管 pH 连续监测,可提供食管是否存在过度酸反流的客观依据。在进行该项检查前 3 天,应停用抑酸药与促胃肠动力的药物。

3.食管吞钡 X 线检查

对不愿意接受或不能耐受内镜检查者行该检查。严重患者可发现阳性 X 线征。

(四)心理社会状况

反流性食管炎长期持续存在,病情反复、病程迁延,因此患者会出现食欲减退,体重下降,导致患者心情烦躁、焦虑;合并消化道出血时会使患者紧张、恐惧。应注意评估患者的情绪状态及对本病的认知程度。

三、常见护理诊断及问题

(一)疼痛

与胃食管黏膜炎性病变有关。

(二)营养失调:低于机体需要量

与害怕进食、消化吸收不良等有关。

(三)有体液不足的危险

与合并消化道出血引起活动性体液丢失、呕吐及液体摄入量不足有关。

(四)焦虑

与病情反复、病程迁延有关。

(五)知识缺乏

缺乏对反流性食管炎病因和预防知识的了解。

四、诊断要点与治疗原则

(一)诊断要点

临床上有明显的反流症状,内镜下有反流性食管炎的表现,食管过度酸反流的客观依据即可作出诊断。

(二)治疗原则

以药物治疗为主,对药物治疗无效或发生并发症者可做手术治疗。

1.药物治疗

目前多主张采用递减法,即开始使用质子泵抑制剂加促胃肠动力药,迅速控制症状,待症状控制后再减量维持。

（1）促胃肠动力药：目前主要常用的药物是西沙必利。常用量为每次 5～15 mg，每天 3～4 次，疗程8～12 周。

（2）抑酸药：①H_2 受体拮抗剂：西咪替丁 400 mg、雷尼替丁 150 mg、法莫替丁20 mg，每天2 次，疗程 8～12 周。②质子泵抑制剂（PPI）：奥美拉唑 20 mg、兰索拉唑 30 mg、泮托拉唑40 mg、雷贝拉唑 10 mg 和埃索美拉唑 20 mg，1 天 1 次，疗程 4～8 周。③抗酸药：仅用于症状轻、间歇发作的患者作为临时缓解症状用。反流性食管炎有并发症或停药后很快复发者，需要长期维持治疗。H_2 受体拮抗剂、西沙必利、PPI 均可用于维持治疗，其中以 PPI 效果最好。维持治疗的剂量因患者而异，以调整至患者无症状的最低剂量为合适剂量。

2.手术治疗

手术为不同术式的胃底折叠术。手术指征为：①严格内科治疗无效。②虽经内科治疗有效，但患者不能忍受长期服药。③经反复扩张治疗后仍反复发作的食管狭窄。④确证由反流性食管炎引起的严重呼吸道疾病。

3.并发症的治疗

（1）食管狭窄：大部分狭窄可行内镜下食管扩张术治疗。扩张后予以长程PPI 维持治疗可防止狭窄复发。少数严重瘢痕性狭窄需行手术切除。

（2）Barrett 食管：药物治疗是预防 Barrett 食管发生和发展的重要措施，必须使用 PPI 治疗及长期维持。

五、护理措施

（一）一般护理

为减少平卧时及夜间反流可将床头抬高 15～20 cm。避免睡前 2 小时内进食，白天进餐后亦不宜立即卧床。应避免食用使食管下括约肌压力降低的食物和药物，如高脂肪、巧克力、咖啡、浓茶及硝酸甘油、钙通道阻滞剂等。应戒烟及禁酒。减少一切影响腹压增高的因素，如肥胖、便秘、紧束腰带等。

（二）用药护理

遵医嘱给予药物治疗，注意观察药物的疗效及不良反应。

1.H_2 受体拮抗剂

药物应在餐中或餐后即刻服用，若需同时服用抗酸药，则两药应间隔 1 小时以上。若静脉给药应注意控制速度，过快可引起低血压和心律失常。西咪替丁对雄性激素受体有亲和力，可导致男性乳腺发育、阳痿以及性功能紊乱，应做好解释工作。该药物主要通过肾排泄，用药期间应监测肾功能。

2.质子泵抑制剂

奥美拉唑可引起头晕,应嘱患者用药期间避免开车或做其他必须高度集中注意力的工作。兰索拉唑的不良反应包括荨麻疹、皮疹、瘙痒、头痛、口苦、肝功能异常等,轻度不良反应不影响继续用药,较严重时应及时停药。泮托拉唑的不良反应较少,偶可引起头痛和腹泻。

3.抗酸药

该药在饭后1小时和睡前服用。服用片剂时应嚼服,乳剂给药前应充分摇匀。抗酸剂应避免与奶制品、酸性饮料及食物同时服用。

(三)饮食护理

(1)指导患者有规律地定时进餐,饮食不宜过饱,选择营养丰富,易消化的食物。避免摄入过咸、过甜、过辣的刺激性食物。

(2)制订饮食计划:与患者共同制订饮食计划,指导患者及家属改进烹饪技巧,增加食物的色、香、味,刺激患者食欲。

(3)观察并记录患者每天进餐次数、量、种类,以了解其摄入营养素的情况。

六、健康指导

(一)疾病知识的指导

向患者及家属介绍本病的有关病因,避免诱发因素。保持良好的心理状态,平时生活要有规律,合理安排工作和休息时间,注意劳逸结合,积极配合治疗。

(二)饮食指导

指导患者加强饮食卫生和饮食营养,养成有规律的饮食习惯;避免过冷、过热、辛辣等刺激性食物及浓茶、咖啡等饮料;嗜酒者应戒酒。

(三)用药指导

根据病因及病情进行指导,嘱患者长期维持治疗,介绍药物的不良反应,如有异常及时复诊。

第五节　炎症性肠病

炎症性肠病是一种病因不明的肠道慢性非特异性炎症性疾病。包括溃疡性结肠炎(ulcerative colitis,UC)和克罗恩病(Crohn's disease,CD)。一般认为,UC

和 CD 是同一疾病的不同亚类,组织损伤的基本病理过程相似,但可能由于致病因素不同,发病的具体环节不同,最终导致组织损害的表现不同。

一、溃疡性结肠炎

UC 是一种病因不明的直肠和结肠慢性非特异性炎症性疾病。病变主要位于大肠的黏膜与黏膜下层。主要症状有腹泻、黏液脓血便和腹痛,病程漫长,病情轻重不一,常反复发作。本病多见于 20～40 岁,男女发病率无明显差别。

(一)病理

病变主要位于直肠和乙状结肠,可延伸到降结肠,甚至整个结肠。病变一般仅限于黏膜和黏膜下层,少数重症者可累及肌层。活动期黏膜呈弥漫性炎症反应,可见水肿、充血与灶性出血,黏膜脆弱,触之易出血。由于黏膜与黏膜下层有炎性细胞浸润,大量中性粒细胞在肠腺隐窝底部聚集,形成小的隐窝脓肿。当隐窝脓肿融合破溃,黏膜即出现广泛的浅小溃疡,并可逐渐融合成不规则的大片溃疡。结肠炎症在反复发作的慢性过程中,大量新生肉芽组织增生,常出现炎性息肉。黏膜因不断破坏和修复,丧失其正常结构,并且由于溃疡愈合形成瘢痕,黏膜肌层与肌层增厚,使结肠变形缩短,结肠袋消失,甚至出现肠腔狭窄。少数患者有结肠癌变,以恶性程度较高的未分化型多见。

(二)临床分型

临床上根据本病的病程、程度、范围和病期进行综合分型。

1.根据病程经过分型

(1)初发型:无既往史的首次发作。

(2)慢性复发型:最多见,发作期与缓解期交替。

(3)慢性持续型:病变范围广,症状持续半年以上。

(4)急性暴发型:少见,病情严重,全身毒血症状明显,易发生大出血和其他并发症。

上述后 3 型可相互转化。

2.根据病情程度分型

(1)轻型:多见,腹泻每天 4 次以下,便血轻或无,无发热、脉速,贫血轻或无,血沉正常。

(2)重型:腹泻频繁并有明显黏液脓血便,有发热、脉速等全身症状,血沉加快、血红蛋白下降。

(3)中型:介于轻型和重型之间。

3.根据病变范围分型

可分为直肠炎、直肠乙状结肠炎、左半结肠炎、全结肠炎以及区域性结肠炎。

4.根据病期分型

可分为活动期和缓解期。

(三)临床表现

起病多数缓慢,少数急性起病,偶见急性暴发起病。病程长,呈慢性经过,常有发作期与缓解期交替,少数症状持续并逐渐加重。

1.症状

(1)消化系统表现:主要表现为腹泻与腹痛。①腹泻为最主要的症状,黏液脓血便是本病活动期的重要表现。腹泻主要与炎症导致大肠黏膜对水钠吸收障碍以及结肠运动功能失常有关。粪便中的黏液或黏液脓血,为炎症渗出和黏膜糜烂及溃疡所致。排便次数和便血程度可反映病情程度,轻者每天排便2~4次,粪便呈糊状,可混有黏液、脓血,便血轻或无,重者腹泻每天可达10次以上,大量脓血,甚至呈血水样粪便。病变限于直肠和乙状结肠的患者,偶有腹泻与便秘交替的现象,此与病变直肠排空功能障碍有关。②腹痛,轻者或缓解期患者多无腹痛或仅有腹部不适,活动期有轻或中度腹痛,为左下腹的阵痛,亦可涉及全腹。有疼痛-便意-便后缓解的规律,大多伴有里急后重,为直肠炎症刺激所致。若并发中毒性巨结肠或腹膜炎,则腹痛持续且剧烈。③其他症状可有腹胀、食欲缺乏、恶心、呕吐等。

(2)全身表现:中、重型患者活动期有低热或中等度发热,高热多提示有并发症或急性暴发型。重症患者可出现衰弱、消瘦、贫血、低清蛋白血症、水和电解质平衡紊乱等表现。

(3)肠外表现:本病可伴有一系列肠外表现,包括口腔黏膜溃疡、结节性红斑、外周关节炎、坏疽性脓皮病、虹膜睫状体炎等。

2.体征

患者呈慢性病容,精神状态差,重者呈消瘦贫血貌。轻者仅有左下腹轻压痛,有时可触及痉挛的降结肠和乙状结肠。重症者常有明显腹部压痛和鼓肠。若有反跳痛、腹肌紧张、肠鸣音减弱等应注意中毒性巨结肠和肠穿孔等并发症。

(四)护理

1.护理目标

患者大便次数减少,便质正常;腹痛缓解,营养改善,体重恢复,未发生并发症,焦虑减轻。

2.护理措施

(1)一般护理。①休息与活动:在急性发作期或病情严重时均应卧床休息,缓解期适当休息,注意劳逸结合。②合理饮食:指导患者食用质软、易消化、少纤维素又富含营养、有足够热量的食物,以利于吸收、减轻对肠黏膜的刺激并供给足够的热量,以维持机体代谢的需要。避免食用冷饮、水果、多纤维的蔬菜及其他刺激性食物,忌食牛乳和乳制品。急性发作期患者,应进流质或半流质饮食,病情严重者应禁食,按医嘱给予静脉高营养,以改善全身状况。应注意给患者提供良好的进餐环境,避免不良刺激,以增进患者食欲。

(2)病情观察:观察患者腹泻的次数、性质,腹泻伴随症状,如发热、腹痛等,监测粪便检查结果。严密观察腹痛的性质、部位以及生命体征的变化,以了解病情的进展情况,如腹痛性质突然改变,应注意是否发生大出血、肠梗阻、中毒性巨结肠、肠穿孔等并发症。观察患者进食情况,定期测量患者的体重,监测血红蛋白、血清电解质和清蛋白的变化,了解营养状况的变化。

(3)用药护理:遵医嘱给予柳氮磺吡啶、糖皮质激素、免疫抑制剂等治疗,以控制病情,使腹痛缓解。注意药物的疗效及不良反应,如应用柳氮磺吡啶时,患者可出现恶心、呕吐、皮疹、粒细胞减少及再生障碍性贫血等。应嘱患者餐后服药,服药期间定期复查血常规,应用糖皮质激素者,要注意激素不良反应,不可随意停药,防止反跳现象,应用硫唑嘌呤或巯嘌呤时患者可出现骨髓抑制的表现,应注意监测白细胞计数。

(4)心理护理:安慰鼓励患者,向患者解释病情,使患者以平和的心态应对疾病,自觉地配合治疗。

(5)健康指导。①心理指导:由于病情反复发作,迁延不愈,常给患者带来痛苦,尤其是排便次数的增加,给患者的精神和日常生活带来很多困扰,易产生自卑、忧虑,甚至恐惧心理。应鼓励患者以平和的心态应对疾病,积极配合治疗。②指导患者合理饮食及活动:指导患者食用质软、易消化、少纤维素又富含营养、有足够热量的食物,避免食用冷饮、水果、多纤维的蔬菜及其他刺激性食物,忌食牛乳和乳制品。在急性发作期或病情严重时均应卧床休息,缓解期适当休息,注意劳逸结合。③用药指导:嘱患者坚持治疗,不要随意更换药物或停药。教会患者识别药物的不良反应,出现异常症状要及时就诊,以免耽搁病情。

3.护理评价

患者腹泻、腹痛缓解,营养改善,体重恢复。

二、克罗恩病

CD是一种病因尚不十分清楚的胃肠道慢性炎性肉芽肿性疾病。病变多见于末段回肠和邻近结肠,但从口腔至肛门各段消化道均可受累,呈节段性或跳跃式分布。临床上以腹痛、腹泻、体重下降、腹块、瘘管形成和肠梗阻为特点,可伴有发热等全身表现以及关节、皮肤、眼、口腔黏膜等肠外损害。本病有终身复发倾向,重症患者迁延不愈,预后不良。

(一)病理

病变表现为同时累及回肠末段与邻近右侧结肠者,只涉及小肠者,局限在结肠者。病变可涉及口腔、食管、胃、十二指肠,但少见。

大体形态上,克罗恩病特点为:①病变呈节段性或跳跃性,而不呈连续性。②黏膜溃疡早期呈鹅口疮样溃疡,随后溃疡增大、融合,形成纵行溃疡和裂隙溃疡,将黏膜分割呈鹅卵石样外观。③病变累及肠壁全层,肠壁增厚变硬,肠腔狭窄。

组织学上,克罗恩病的特点为:①非干酪性肉芽肿,由类上皮细胞和多核巨细胞构成,可发生在肠壁各层和局部淋巴结。②裂隙溃疡,呈缝隙状,可深达黏膜下层甚至肌层。③肠壁各层炎症,伴固有膜底部和黏膜下层淋巴细胞聚集、黏膜下层增宽、淋巴管扩张及神经节炎等。肠壁全层病变致肠腔狭窄,可发生肠梗阻。溃疡穿孔引起局部脓肿,或穿透至其他肠段、器官、腹壁,形成内瘘或外瘘。肠壁浆膜纤维素渗出、慢性穿孔均可引起肠粘连。

(二)临床分型

区别本病不同临床情况,有助全面估计病情和预后,制订治疗方案。

1.临床类型

依疾病行为分型,可分为狭窄型(以肠腔狭窄所致的临床表现为主)、穿通型(有瘘管形成)和非狭窄非穿通型(炎症型)。各型可有交叉或互相转化。

2.病变部位

参考影像和内镜结果确定,可分为小肠型、结肠型、回结肠型。如消化道其他部分受累亦应注明。

3.严重程度

根据主要临床表现的程度及并发症计算CD活动指数(CDAI),用于疾病活动期与缓解期区分、病情严重程度估计(轻、中、重度)和疗效评定。

(三)临床表现

起病大多隐匿、缓渐,从发病早期症状出现至确诊往往需数月至数年。病程呈慢性,长短不等的活动期与缓解期交替,有终身复发倾向。少数急性起病,可表现为急腹症,酷似急性阑尾炎或急性肠梗阻。腹痛、腹泻和体重下降三大症状是本病的主要临床表现。但本病的临床表现复杂多变,这与临床类型、病变部位、病期及并发症有关。

1.消化系统表现

(1)腹痛:为最常见症状。多位于右下腹或脐周,间歇性发作,常为痉挛性阵痛伴肠鸣。常于进餐后加重,排便或肛门排气后缓解。腹痛的发生可能与进餐引起胃肠反射或肠内容物通过炎症、狭窄肠段,引起局部肠痉挛有关。体检常有腹部压痛,部位多在右下腹。腹痛亦可由部分或完全性肠梗阻引起,此时伴有肠梗阻症状。出现持续性腹痛和明显压痛,提示炎症波及腹膜或腹腔内脓肿形成。全腹剧痛和腹肌紧张,提示病变肠段急性穿孔。

(2)腹泻:亦为本病常见症状,主要由病变肠段炎症渗出、蠕动增加及继发性吸收不良引起。腹泻先是间歇发作,病程后期可转为持续性。粪便多为糊状,一般无脓血和黏液。病变涉及下段结肠或肛门直肠者,可有黏液血便及里急后重。

(3)腹部包块:见于$10\%\sim20\%$患者,由于肠粘连、肠壁增厚、肠系膜淋巴结肿大、内瘘或局部脓肿形成所致。多位于右下腹与脐周。固定的腹块提示有粘连,多已有内瘘形成。

(4)瘘管形成:是克罗恩病的特征性临床表现,因透壁性炎性病变穿透肠壁全层至肠外组织或器官而成。瘘分内瘘和外瘘,前者可通向其他肠段、肠系膜、膀胱、输尿管、阴道、腹膜后等处,后者通向腹壁或肛周皮肤。肠段之间内瘘形成可致腹泻加重及营养不良。肠瘘通向的组织与器官因粪便污染可致继发性感染。外瘘或通向膀胱、阴道的内瘘均可见粪便与气体排出。

(5)肛门周围病变:包括肛门周围瘘管、脓肿形成及肛裂等病变,见于部分患者,有结肠受累者较多见。有时这些病变可为本病的首发或突出的临床表现。

2.全身表现

(1)发热:为常见的全身表现之一,与肠道炎症活动及继发感染有关。间歇性低热或中度热常见,少数呈弛张高热伴毒血症。少数患者以发热为主要症状,甚至较长时间不明原因发热之后才出现消化道症状。

(2)营养障碍:由慢性腹泻、食欲减退及慢性消耗等因素所致。主要表现为体重下降,可有贫血、低蛋白血症和维生素缺乏等表现。青春期前患者常有生长发育迟滞。

3.肠外表现

本病肠外表现与溃疡性结肠炎的肠外表现相似,但发生率较高,据我国统计报道以口腔黏膜溃疡、皮肤结节性红斑、关节炎及眼病为常见。

(四)护理

1.护理目标

患者腹泻、腹痛缓解,营养改善,体重恢复,无并发症。

2.护理措施

(1)一般护理。①休息与活动:在急性发作期或病情严重时均应卧床休息,缓解期适当休息,注意劳逸结合。必须戒烟。②合理饮食:一般给高营养低渣饮食,适当给予叶酸、维生素 B_{12} 等多种维生素。重症患者酌情使用要素饮食或全胃肠外营养,除营养支持外还有助诱导缓解。

(2)病情观察:观察患者腹泻的次数、性质,腹泻伴随症状,如发热、腹痛等,监测粪便检查结果。严密观察腹痛的性质、部位以及生命体征的变化,测量患者的体重,监测血红蛋白、血清电解质和清蛋白的变化,了解营养状况的变化。

(3)用药护理:遵医嘱腹痛、腹泻可使用抗胆碱能药物或止泻药,合并感染者静脉途径给予广谱抗生素。给予柳氮磺吡啶、糖皮质激素、免疫抑制剂等治疗,以控制病情,使腹痛缓解。注意避免药物的不良反应,如应嘱患者餐后服药,服药期间定期复查血常规,不可随意停药,防止反跳现象等。

(4)心理护理:向患者解释病情,使患者树立战胜疾病信心,自觉地配合治疗。

(5)健康指导。①疾病知识指导:指导患者合理休息与活动,戒烟,食用质软、易消化、少纤维素又富含营养、有足够热量的食物,避免食用冷饮、水果、多纤维的蔬菜及其他刺激性食物,忌食牛乳和乳制品。②安慰鼓励患者:使患者树立信心,积极地配合治疗。③用药指导:嘱患者坚持服药并了解药物的不良反应,病情有异常变化要及时就诊。

3.护理评价

患者腹泻、腹痛缓解,无发热、营养不良,体重增加。

第三章

血液内科患者的护理

第一节　缺铁性贫血

一、定义

缺铁性贫血(iron deficiency anemia,IDA)是指体内可用来制造血红蛋白的贮存铁缺乏,血红蛋白合成减少而引起的一种小细胞、低色素性贫血,是最常见的一种贫血,以生育年龄的妇女(特别是孕妇)和婴幼儿发病率较高。

二、临床表现

(一)贫血表现

常见乏力、易倦、头昏、头痛、耳鸣、心悸、气促、食欲缺乏等,伴苍白、心率增快。

(二)组织缺铁表现

精神行为异常,如烦躁、易怒、注意力不集中、异食癖;体力、耐力下降;易感染;儿童生长发育迟缓、智力低下;口腔炎、舌炎、舌乳头萎缩、口角炎、缺铁性吞咽困难(称 Plummer-Vinson 征);毛发干枯、脱落;皮肤干燥、皱缩;指(趾)甲缺乏光泽、脆薄易裂,重者指(趾)甲变平,甚至凹下呈勺状(匙状甲)。

(三)缺铁原发病表现

如消化性溃疡、肿瘤或痔疮导致的黑便、血便、腹部不适,肠道寄生虫感染导致的腹痛或大便性状改变,妇女月经过多,肿瘤性疾病的消瘦,血管内溶血的血红蛋白尿等。

三、诊断

(1)患者具有缺铁性贫血的症状及体征:乏力、易倦、气促、食欲缺乏等,注意患者是否存在精神行为异常和缺铁原发病表现。

(2)根据国内的诊断标准,缺铁性贫血的诊断标准符合以下 3 条:①贫血为小细胞低色素性。男性 Hb<120 g/L,女性 Hb<110 g/L,孕妇 Hb<100 g/L;MCV<80 fl,MCH<27 pg,MCHC<32%。②有缺铁的依据:符合贮铁耗尽(ID)或缺铁性红细胞生成(IDE)的诊断。

ID 符合下列任一条即可诊断。①血清铁蛋白<12 μg/L。②骨髓铁染色显示骨髓小粒可染铁消失,铁粒幼红细胞少于 15%。

IDE:①符合 ID 诊断标准。②血清铁低于 8.95 μmol/L,总铁结合力升高>64.44 μmol/L,转铁蛋白饱和度<15%。③FEP/Hb>4.5 μg/gHb。

(3)存在铁缺乏的病因,铁剂治疗有效。

四、治疗

(一)病因治疗

IDA 的病因诊断是治疗 IDA 的前提,只有明确诊断后方有可能去除病因。如婴幼儿、青少年和妊娠妇女营养不足引起的 IDA,应改善饮食;胃十二指肠溃疡伴慢性失血或胃癌术后残胃癌所致的 IDA,应多次检查大便潜血,做胃肠道X 线或内镜检查,必要时手术根治。月经过多引起的 IDA,应调理月经;寄生虫感染者应驱虫治疗等。

(二)补铁治疗

首选口服铁剂,如琥珀酸亚铁 0.1 g,3 次/天。餐后服用胃肠道反应小且易耐受。应注意,进食谷类、乳类和茶等会抑制铁剂的吸收,鱼、肉类、维生素 C 可加强铁剂的吸收。口服铁剂后,先是外周血网织红细胞增多,高峰在开始服药5~10 天,2 周后血红蛋白浓度上升,一般 2 个月左右恢复正常。铁剂治疗在血红蛋白恢复正常需持续 4~6 个月,待铁蛋白正常后停药。若口服铁剂不能耐受或吸收障碍,可用右旋糖酐铁肌内注射,每次 50 mg,每天或隔天 1 次,缓慢注射,注意变态反应。注射用铁的总需量(mg)=(需达到的血红蛋白浓度-患者的血红蛋白浓度)×0.33×患者体重(kg)。

五、护理措施

(一)一般护理措施

1.休息活动

轻度的缺铁性贫血症可适当活动,一般生活基本能自理,但不宜进行剧烈运动和重体力劳动;严重的缺铁性贫血多存在慢性出血性疾病,体质虚弱,活动无耐力,应卧床休息,给予生活协助。患者调整变换体位时要缓慢并给予扶持,防止因体位突变发生晕厥、摔伤。

2.皮肤毛发

保持皮肤、毛发的清洁,除日常洗漱,如洗脸、洗手、泡足、洗外阴、刷牙漱口之外,定时周身洗浴、洗头、更衣,夏日每天 1~2 次洗澡,春秋每周 1~2 次,冬日每周 1 次,每月理发 1 次。重度卧床患者可在床上洗头、擦浴、更衣、换被单。长期卧床者要有预防压疮的措施,如定时翻身、变换卧位,同时对受压部位给予温水擦拭及压疮贴贴敷,保持床位平整、清洁、干燥、舒适。

3.营养

给予高蛋白、富含铁的饮食,纠正偏食不良习惯。除谷物主食外,多选用动物肝、肾、瘦肉、蛋类、鱼类、菌藻类,增加维生素 C 含量,食用新鲜蔬菜和水果,以利于铁的吸收。

4.心理

主动关心、体贴患者,做好有关疾病及其自我护理知识的宣传教育。多与患者沟通交谈,了解和掌握其心理状态,特别是久病的重症者,要及时发现其情绪上的波动,并给予有针对性的帮助,疏导解除其不良心态使之安心疗养。

(二)重点护理措施

1.疲乏、无力、心悸、气短者

应卧床休息以减少耗氧量,必要时给予吸氧疗法。

2.皮肤干皱,指(趾)甲脆薄者

注意保护,应用维生素 A 软膏或润肤霜涂擦,滋润皮肤防止干裂出血、疼痛;不留长指(趾)甲,定时修剪,防止折断损伤;选用中性无刺激性洗涤剂,不用碱性皂类。

3.口腔炎、舌炎疼痛者

给予漱口液漱口,餐后定时进行特殊口腔护理,有溃疡时可用 1‰甲紫涂抹创面或贴敷溃疡药膜。

4.出现与缺铁有关的异常行为者

及时与医师联系给予合理的处理。

5.药物护理

按医嘱给患者服用铁剂,并向患者说明服用铁剂时的注意事项:①为避免胃肠道反应,铁剂应进餐后服用,并从小剂量开始。②服用铁剂时忌饮茶,避免与牛奶同服,以免影响铁的吸收。③可同服维生素 C 以增加铁的吸收。④口服液体铁剂时,患者必须使用吸管,避免牙齿染黑。⑤要告诉患者对口服铁剂疗效的观察及坚持用药的重要性。治疗后网织红细胞数开始上升,1 周左右达高峰,血红蛋白于 2 周后逐渐上升,1～2 个月后可恢复正常。在血红蛋白完全正常后,仍需继续补铁 3～6 个月,待血清铁蛋白＞50 μg/L 后才能停药。

(三)治疗过程中可能出现的情况及应急措施

1.贫血性心脏病

心率增加,心前区可闻及收缩期杂音,心脏扩大,心功能不全。向家属讲解引起贫血性心脏病的原因及如何预防其发生。保持病室安静、舒适,尽量减少不必要的刺激。卧床休息,减轻心脏负担。密切观察心率、呼吸、血压及贫血的改善状况。必要时吸氧。控制输液速度及输液的总量,必要时记录 24 小时出入水量。

2.活动无耐力

活动后乏力、虚弱、气喘、出汗、头晕,眼前发黑,耳鸣。注意休息,适量活动,贫血程度轻的可参加日常活动,无须卧床休息。对严重贫血者,应根据其活动耐力下降程度制订休息方式、活动强度及每次活动持续时间。增加患者的营养,提供高蛋白、高维生素、易消化饮食,必要时静脉输血、血浆、清蛋白。

3.有感染的危险

体温高于正常范围。病室每天通风换气,限制探视人员,白细胞过低者给予单独隔离房间。医务人员严格执行无菌操作规程。保持床单清洁、整齐,衣被平整、柔软。保持口腔卫生,指导年长、儿童晨起、饭后、睡前漱口,避免用硬毛牙刷。气候变化,要及时添减衣服,预防呼吸道感染。向患者及家属讲解导致感染发生的危险因素,指导家属掌握预防感染的方法与措施。

4.胃肠道反应

服用铁剂的护理,铁剂对胃肠道的刺激可引起胃肠不适、疼痛、恶心、呕吐及便秘或腹泻。

口服铁剂从小剂量开始,在两餐之间服药,可与维生素 C 同服,以利吸收;服铁剂后,牙往往黑染,大便呈黑色,停药后恢复正常,应向家属说明其原因,消除顾虑。铁剂治疗有效者,于服药3～4天网织红细胞上升,1周后可见血红蛋白逐渐上升。如服药3～4周无效,应查找原因。注射铁剂时应精确计算剂量,分次深部肌内注射,更换注射部位,以免引起组织坏死。

5.营养失调的护理

及时添加含铁丰富的食物,帮助纠正不良饮食习惯。合理搭配患者的膳食,让患者了解动物血、黄豆、肉类含铁较丰富,是防治缺铁的理想食品;维生素C、肉类、氨基酸、果糖、脂肪酸可促进铁吸收,茶、咖啡、牛奶等抑制铁吸收,应避免与含铁多的食物同时食用。

6.局部疼痛及静脉炎

肌内注射铁剂时,因其吸收缓慢且疼痛,应在不同部位轮流深部注射。治疗中应密切观察可能出现注射铁剂部位的疼痛、发热、头痛、头昏、皮疹,甚至过敏性休克等不良反应,应及时到医院进行对症处理。在注射铁剂时,应常规备好肾上腺素。有肝肾功能严重受损者禁用。静脉滴注铁剂反应多而严重者一般不用。一旦静脉注射铁剂时,应避免外渗,以免引起局部疼痛及静脉炎。注射时不可与其他药物混合配伍,以免发生沉淀而影响疗效。

(四)健康教育

1.介绍疾病知识

缺铁性贫血是指由于各种原因使机体内贮存铁缺乏,导致血红蛋白合成不足,红细胞的成熟受到影响而发生的贫血。红细胞的主要功能是借助所含的血红蛋白把氧运输到各组织器官,所以缺铁性贫血主要表现是与组织缺氧有关的系列症状和体征。血红蛋白又是血液红色来源,故贫血患者可有不同程度的外观皮肤黏膜苍白、毛发干枯无华,同时可有疲乏、无力、心慌、气短等症状,个别的有异食癖。如果患者存在原发病,还应介绍相关的疾病知识,令其了解缺铁性贫血是继发引起,应积极配合诊治原发病。一般的缺铁性贫血通过合理的治疗是可以缓解和治愈的。

2.心理指导

缺铁性贫血病程长,患者多有焦虑情绪,应鼓励患者安心疗养。对于可能继发某种疾病引起的缺铁性贫血患者,在原发性疾病未查清之前患者疑虑重的,给予安慰和必要的解释,使之减少顾虑,指导其积极配合检查以明确诊断,有利于更合理的治疗。

3.检查治疗指导

常用检查项目有血液化验和骨髓穿刺检查,以确定是否为缺铁引起的贫血。检查操作前向患者做解释,如检查目的、方法、采血或采骨髓的部位、体位及所需的时间等。在接受治疗的过程中,有些检查要重复做,以观察疗效或确诊,这一点需向患者做详细说明,减少患者顾虑,使之愿意配合。对于缺铁原因不明的还须进行其他检查,如胃肠内窥镜、X线、粪潜血检验等,也要向患者说明查前、查中如何配合医护技人员及检查后的注意事项。治疗过程中,尤其铁剂治疗,要向患者说明用药方法和可能的不良反应,让患者有心理准备,一旦出现不良反应能主动及时地向医护反映,尽早得到处置。

4.饮食指导

(1)选用高蛋白含铁丰富的食物:谷类,如小米、糯米、高粱、面粉等;肉禽蛋类,如羊肝、羊肾、牛肾、猪肝、鸡肝、鸡肫、鸭蛋、鸡蛋等;水产类,如黑鱼、咸带鱼、蛤蜊、海蜇、虾米、虾子、虾皮、鲫鱼等;蔬菜,如豌豆苗、芹菜、小白菜、芥菜、香菜、金花菜、太古菜、苋菜、辣椒、丝瓜等;豆类及其制品,如黄豆、黑豆、芝麻、豇豆、蚕豆、毛豆、红腐乳、豆腐、腐竹、豆腐干、豆浆等;菌藻类(含铁非常丰富),如黑木耳、海带、紫菜、蘑菇等;水果,如红果(大山楂)、橄榄、海棠、桃、草莓、葡萄、樱桃等;硬果类,如西瓜子、南瓜子、松子仁、葵花子、核桃仁、花生仁等;调味品,如芝麻酱、豆瓣酱、酱油等。其中动物性食物铁的吸收率较高,故当首选动物性食物。

(2)多食含维生素C的食物有利于铁的吸收:新鲜蔬菜和水果含维生素C丰富,应多选用。茶叶含鞣酸能使铁沉淀而影响铁的吸收,故纠正贫血阶段忌用浓茶。

(3)克服偏食:从多种食物中获取全面的营养,制订食谱,有计划地将饮食多样化;改进烹调技巧,促进食欲。

(4)用铁锅烹调。

5.休息、活动指导

病情危重者绝对卧床休息,避免活动时突然变换体位而致直立性低血压头晕而摔倒损伤。生活规律、睡眠充足、休养环境安静、舒适,病情许可的可适当娱乐,如看电视,听广播,读书,看报。根据病情设定活动强度,病情好转过程中逐渐加大活动量。

第二节 巨幼细胞贫血

一、定义

叶酸、维生素 B_{12} 缺乏或某些药物影响核苷酸代谢导致细胞核脱氧核糖核酸(DNA)合成障碍所致的贫血称巨幼细胞贫血(megaloblastic anemia,MA)。

二、临床表现

(一)血液系统表现

起病缓慢,常有面色苍白、乏力、耐力下降、头昏、心悸等贫血症状。重者全血细胞减少,反复感染和出血。少数患者可出现轻度黄疸。

(二)消化系统表现

口腔黏膜、舌乳头萎缩,舌面呈"牛肉样舌",可伴舌痛。胃肠道黏膜萎缩可引起食欲缺乏、恶心、腹胀、腹泻或便秘。

(三)神经系统表现和精神症状

因脊髓侧束和后束有亚急性联合变性,可出现对称性远端肢体麻木,深感觉障碍如震动感和运动感消失;共济失调或步态不稳;锥体束征阳性、肌张力增加、腱反射亢进。患者味觉、嗅觉降低,视力下降,黑蒙征;重者可有大、小便失禁。叶酸缺乏者有易怒、妄想等精神症状。维生素 B_{12} 缺乏有抑郁、失眠、记忆力下降、谵妄、幻觉、妄想甚至精神错乱、人格变态等。

三、诊断

(一)症状及体征

(1)消化道症状最早为舌炎,舌质鲜红伴剧痛,乳头呈粗颗粒状,晚期舌乳头萎缩,舌面光滑如镜。同时存在消化不良、腹泻。

(2)患者贫血貌,皮肤轻度黄染、水肿。

(3)神经系统症状以手足麻木、肢端刺痛多见。

(4)维生素 B_{12} 缺乏者还表现为震动感和位置觉的消失,行走异常步态,共济失调,视力障碍等。

(5)叶酸缺乏者多有狂躁、抑郁、定向力和记忆力减退等精神症状,称为"巨幼细胞性痴呆"。黏膜和皮肤可有出血点。免疫力低下,易感染。

(二)实验室检查

1.血常规

呈大细胞性贫血，MCV、MCH 均增高，MCHC 正常。网织红细胞计数可正常。重者全血细胞减少。血片中可见红细胞大小不等、中央淡染区消失，有大椭圆形红细胞、点彩红细胞等；中性粒细胞核分叶过多（5 叶核占 5% 以上或出现 6 叶以上的细胞核），亦可见巨杆状核粒细胞。

2.骨髓常规

增生活跃或明显活跃，骨髓铁染色常增多。造血细胞出现巨幼变：红系增生显著，胞体大，核大，核染色质疏松细致，胞浆较胞核成熟，呈"核幼浆老"状；粒系可见巨中、晚幼粒细胞，巨杆状核粒细胞，成熟粒细胞分叶过多；巨核细胞体积增大，分叶过多。

3.血清维生素 B_{12}、叶酸及红细胞叶酸含量测定

血清维生素 B_{12} 缺乏，低于 74 pmol/L（100 ng/mL）。血清叶酸缺乏，低于 6.8 nmol/L（3 ng/mL），红细胞叶酸低于 227 nmol/L（100 ng/mL），若无条件测血清维生素 B_{12} 和叶酸水平，可给予诊断性治疗，叶酸或维生素 B_{12} 治疗 1 周左右网织红细胞上升者，应考虑叶酸或维生素 B_{12} 缺乏。

4.其他

(1)胃酸降低、恶性贫血时内因子抗体及 Schilling 试验（测定放射性核素标记的维生素 B_{12} 吸收情况）阳性。

(2)维生素 B_{12} 缺乏时伴尿高半胱氨酸 24 小时排泄量增加。

(3)血清间接胆红素可稍增高。

四、治疗

(一)原发病的治疗

有原发病（如胃肠道疾病、自身免疫病等）的 MA，应积极治疗原发病；用药后继发的 MA，应酌情停药。

(二)补充缺乏的营养物质

1.叶酸缺乏

口服叶酸，每次 5～10 mg，2～3 次/天，用至贫血表现完全消失。若无原发病，不需维持治疗；如同时有维生素 B_{12} 缺乏，则需同时注射维生素 B_{12}，否则可加重神经系统损伤。

2.维生素 B_{12} 缺乏

肌内注射维生素 B_{12}，每次 500 μg，每周 2 次；无维生素 B_{12} 吸收障碍者可口

服维生素 B_{12} 片剂500 μg，1 次/天；若有神经系统表现，治疗维持半年到 1 年；恶性贫血患者，治疗维持终身。

五、护理措施

(一)一般护理措施

1.休息活动

根据病情适当休息，重度营养不良或有明显神经系统受影响者绝对卧床休息，给予生活照顾。经治疗症状缓解后可做轻度活动，但注意安全防摔倒、损伤。

2.皮肤毛发

保持皮肤、毛发清洁。除日常洗漱外，定时洗澡、洗头、理发、更衣。重症卧床者要在床上洗头、擦浴、更衣及换被单，长期卧床者要有预防压疮的措施，特别是有神经系统症状者，可有肢体麻木、感觉异常的情况，应定时翻身、变换体位，同时对受压部位及肢体给予温水擦拭及按摩，保持床位平整、清洁、干燥、舒适。

3.营养

摄取富含维生素 B_{12} 及叶酸的食品，如肝、肾、瘦肉及新鲜绿叶蔬菜等，纠正不正确的烹调习惯，烧煮时间不宜过长，否则蔬菜中叶酸损失过大。鼓励患者多吃水果以增加维生素 C 的摄入量，因为维生素 C 参与叶酸还原合成 DNA，维生素 C 缺乏亦能导致叶酸缺乏。婴儿期合理增加辅食。克服偏食，鼓励多种营养摄入。

4.心理

主动关心、体贴患者，做好有关疾病及其自我护理知识的宣传教育。特别对于有精神、神经症状的患者，更应给予关照，关注其情绪变化，及时疏导其不良心理状态，使之安心疗养。

(二)重点护理措施

(1)舌炎患者给予特殊口腔护理，可加用 0.1％红霉素液或 0.1％新霉素液漱口，局部溃疡可用锡类散或 1％甲紫涂抹；局部疼痛影响进食者可在饭前用 1％普鲁卡因漱口，待止痛后再进食，饭后用漱口水漱口或行口腔护理。

(2)胃肠道症状明显，如食欲差、腹胀、腹泻等，酌情改用半流食，每天 5～6 餐，少食多餐，忌油腻。根据情况给予助消化药物缓解胃肠消化不良症状。

(3)神经系统症状者减少活动，必要时卧床休息。需用拐杖的患者，要耐心指导其使用拐杖的方法，防止跌伤。

(4)观察用药反应，服用叶酸期间观察疗效的同时，注意观察不良反应，如变态反应,表现为红斑、皮疹、瘙痒、全身不适、呼吸困难、支气管痉挛。大剂量(15 mg/d连用1个月或更长时间)可引起胃肠不适,食欲缺乏、恶心、腹胀、胃肠胀气、口内不良气味等;还可出现睡眠不佳、注意力分散、易激动、兴奋或精神抑郁、精神错乱、判断力减弱等征象,一旦发生不良反应征象及时与医师联系给予处理。应用维生素 B_{12} 治疗时,大量新生红细胞生成,细胞外钾迅速移到细胞内,血钾下降,应按医嘱口服钾盐。治疗过程中还应注意观察肾功能变化,因为维生素 B_{12} 治疗可引起血清和尿中的尿酸水平升高以致肾脏损害,所以随时了解患者有无肾功能不全的征象。此外,由于维生素 B_{12} 治疗后血小板骤增,还须注意观察患者有无发生血栓栓塞,特别在治疗第1周时更要随时警惕。

(三)治疗过程中可能出现的情况及应急措施

1.心力衰竭

应排除其他原因引起的心力衰竭,因为本病严重的贫血可使心肌缺氧而发生心力衰竭,所以使患者采取端坐位或倚靠坐位,双下肢下垂,以减少回心血量,并给予持续高流量氧气吸入,氧流量5~6 L/min,同时联系输注红细胞,并给予利尿、强心剂等药物,以防心力衰竭加重。

2.出血

由于血小板计数减少及其他凝血因子的缺乏,本病出血也不少见。出血严重者,可输注血小板,并选用止血剂,如卡巴克洛5 mg,3次/天,口服。

3.痛风

严重的巨幼细胞贫血可见骨髓内无效造血引起的血细胞破坏亢进,致使血清内尿酸增高,引起痛风的发作,但极为罕见。发生痛风,应卧床休息,抬高患肢,直至缓解后72小时开始恢复活动,并多饮水,可给予别嘌呤醇口服。

4.精神抑郁症

严重的巨幼细胞贫血不仅可发生外周神经炎,亦有发生精神异常者,这可能与维生素 B_{12} 缺乏有关。需加大维生素 B_{12} 的剂量,500~1 000 μg/(次·周)。精神抑郁明显者,给予多塞平每次25 mg,3次/天,口服。

5.溶血

本病并发溶血,应考虑巨幼样变的红细胞遭破坏发生了溶血,所并发的急性溶血,以适量输血治疗为及时有效的方法。

6.低血钾症

严重巨幼细胞性贫血患者在补充治疗后,血钾可突然降低,要及时补钾盐,尤其对老年患者及原有心血管病患者、食欲缺乏者要特别注意。

(四)健康教育

1.简介疾病的知识

巨幼细胞贫血是由于维生素 B_{12}、叶酸缺乏所引起的一组贫血病,我国的营养不良引起的营养性巨幼细胞贫血多见,且多见于儿童和孕妇。另一类是恶性贫血以北欧、北美等地老人多见,有遗传倾向和种族差异,我国罕见。一般营养性巨幼细胞贫血经过适当治疗可迅速治愈。恶性贫血需要终身治疗,疗效甚佳。

2.心理指导

鼓励安慰患者安心疗养,消除不良情绪,积极配合诊疗和护理。有神经症状者,活动受限制而沮丧,焦虑,应给予精神安慰和支持,多与之交谈,掌握心理状态、消除消极心理。

3.检查治疗指导

除常规一般检查外,血液化验和骨髓穿刺检查、24 小时留尿化验等也必不可少。检查前向患者解释检查目的、方法、所需时间及注意事项。接受治疗过程中有些检查需重复做以观察疗效或出于诊断目的,均要耐心说明,减少患者顾虑,使其能积极配合。治疗过程中,特别是补充维生素 B_{12} 或叶酸制剂之前应向患者说明用药的目的、方法和可能的不良反应,使其有心理准备,一旦发生不良反应可主动向医、护说明,以得到及时处理。

4.饮食指导

(1)进食叶酸和维生素 B_{12} 含量丰富的食物:叶酸在新鲜绿叶蔬菜或水果中含量最多,如胡萝卜、菠菜、土豆及苹果、西红柿等,而大豆、牛肝、鸡肉、猪肉、鸡蛋中含量亦不少。维生素 B_{12} 在动物食品中含量较多,如牛肝、羊肝、鸡蛋、牛肉、羊乳、干酪、牛奶、鸡肉等,臭豆腐、大豆和腐乳中含量亦很丰富。

(2)母乳、羊乳中维生素 B_{12} 含量不高,所以婴儿喂养要及时添加辅助食品。

(3)食物烹调后叶酸含量的损失在 50% 以上,尤其加水煮沸后更甚,因此,烧煮食物不要时间过长。

(4)克服偏食,从多种食物中获取营养。制订食谱,有计划地将饮食品种多样化。改进烹调技巧,促进食欲,以利于纠正贫血。

(5)维生素 C 参与叶酸代谢,多食维生素 C 含量丰富的食物有助于纠正叶酸缺乏。

5.休息、活动指导

病情重的、有神经、精神症状者限制活动,卧床休息。病情允许的可在床上听广播,看电视或读书报等,但要适度,要保证充足的睡眠。病情转好的过程中逐渐加大活动量,制订活动计划,保证活动量的渐进性。休养环境安静、舒适。有周围神经炎症状的要注意肢体的保暖。如果用热水袋须注意水温不超过60 ℃,且热水袋外加套,以防烫伤。

6.出院指导

营养性巨幼细胞贫血大多数可以预防,注意进食含叶酸及维生素 B_{12} 的食物,纠正偏食及不正确的烹调方法。胃全切或次全切者按医嘱补充维生素 B_{12}。恶性贫血患者终身维持治疗,不可随意停药。患者出院后半年复查 1 次。

第三节 再生障碍性贫血

再生障碍性贫血(aplastic anemia,AA)简称再障,又称骨髓造血功能衰竭症,是由多种原因导致造血干细胞的数量减少、功能障碍所引起的一类贫血。其临床主要表现为骨髓造血功能低下、进行性贫血、感染、出血和全血细胞减少。再障的年发病率在我国为 7.4/100 万人口,欧美为(4.7~13.7)/100 万人口,日本为(14.7~24.0)/100 万人口,可发生于各年龄段,老年人发病率较高;男、女发病率无明显差异。

一、临床表现

(一)重型再生障碍性贫血

起病急,进展快,病情重(国内以往称为急性再障);少数可由非重型进展而来。

1.贫血

多呈进行性加重,苍白、乏力、头昏、心悸和气短等症状明显。

2.感染

多数患者有发热,体温>39 ℃,个别患者自发病到死亡均处于难以控制的高热之中。以呼吸道感染最常见,其次有消化道、泌尿生殖道及皮肤、黏膜感染等。感染菌种以革兰阴性杆菌、金黄色葡萄球菌和真菌为主,常合并败血症。

3.出血

均有不同程度的皮肤、黏膜及内脏出血。皮肤表现为出血点或大片瘀斑,口腔黏膜有血疱,有鼻出血、牙龈出血、眼结膜出血等。深部脏器出血时可见呕血、

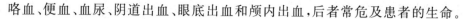

咯血、便血、血尿、阴道出血、眼底出血和颅内出血，后者常危及患者的生命。

(二)非重型再生障碍性贫血

起病和进展较缓慢，病情较重型轻(国内以往称为慢性再障)，也较易控制。

1.贫血

慢性过程，常见苍白、乏力、头晕、心悸、活动后气短等。输血后症状改善，但不持久。

2.感染

高热比重型少见，感染相对易控制，很少持续1周以上。上呼吸道感染常见，其次为牙龈炎、支气管炎、扁桃体炎，而肺炎、败血症等重症感染少见。常见感染菌种为革兰阴性杆菌和各类球菌。

3.出血

出血倾向较轻，以皮肤、黏膜出血为主，内脏出血少见。多表现为皮肤出血点、牙龈出血，女性患者有阴道出血。出血较易控制。久治无效者可发生颅内出血。

二、辅助检查

(一)血常规

其特点是全血细胞减少，多数患者就诊时呈三系细胞减少。少数患者表现为二系细胞减少，但无血小板减少时再障的诊断宜慎重。网织红细胞计数降低。贫血一般为正细胞正色素性，但大细胞性者并非少见。淋巴细胞计数无明显变化，但因髓系细胞减少，其比例相对升高。血涂片人工镜检对诊断和鉴别诊断均有所帮助。

(二)骨髓常规

骨髓常规为确诊再障的主要依据。骨髓涂片肉眼观察有较多脂肪滴。重型再生障碍性贫血多部位骨髓增生重度减低，粒、红系及巨核细胞比例明显减少且形态大致正常，淋巴细胞及非造血细胞比例明显增高，骨髓小粒皆空虚。非重型再生障碍性贫血多部位骨髓增生减低，可见较多脂肪滴，粒、红系及巨核细胞减少，淋巴细胞及网状细胞、浆细胞比例增高，多数骨髓小粒空虚。骨髓活检显示造血组织均匀减少，脂肪组织增加。

(三)其他检查

对疑难病例，为明确诊断和鉴别诊断，有时还需要以下内容。

1.细胞遗传学检查

细胞遗传学检查包括染色体分析和荧光原位杂交，有助于发现异常克隆。

2.骨髓核素扫描

选用不同放射性核素,可直接或间接判断骨髓的整体造血功能。

3.流式细胞术分析

计数 CD34$^+$造血干/祖细胞,检测膜锚连蛋白。有助于区别 MDS 和发现血细胞膜锚连蛋白阴性细胞群体。

4.体外造血干/祖细胞培养

细胞集落明显减少或缺如。

三、治疗

(一)支持治疗

支持治疗适用于所有再障患者。应加强保护措施,注意饮食及个人环境卫生,减少感染机会。对有发热(＞38.5 ℃)和感染征象者,应及时经验性应用广谱抗生素治疗,然后再根据微生物学证据加以调整,同时应注意系统性真菌感染的预防和治疗。粒细胞缺乏患者的感染危险度明显增加,对粒细胞计数＜0.5×10^9/L 者可预防性采用广谱抗生素和抗真菌药物。输血或成分输血是支持治疗的重要内容,严重贫血者给予红细胞输注。提倡采用去白细胞成分血,长期输血依赖者应注意铁过载,必要时进行去铁治疗。血小板计数＜20×10^9/L 或有明显出血倾向者应预防性输注血小板浓缩制剂,以减少致命性出血(颅内出血)的危险。排卵型月经过多可试用雄激素或炔诺酮控制,如拟行干细胞移植,则应尽可能减少术前输血,以提高植入成功率。

(二)非重型再生障碍性贫血的治疗

1.雄激素

雄激素治疗适用于全部 AA。为目前治疗非重型再障的常用药。其作用机制是刺激肾脏产生促红细胞生成素,并直接作用于骨髓,促进红细胞生成。长期应用还可促进粒细胞系统和巨核细胞系统细胞的增生。常用 4 种药物:司坦唑醇(康力龙)2 mg,每天 3 次;十一酸睾酮(安雄)40～80 mg,每天 3 次;达那唑0.2 g,每天 3 次;丙酸睾酮 100 mg/d 肌内注射。疗程及剂量应视药物的作用效果和不良反应(如男性化、肝功能损害等)调整。

2.造血生长因子

该治疗方法适用于全部 AA,特别是重型再生障碍性贫血。单用无效,多作为辅助性药物,在免疫抑制治疗时或之后应用,有促进骨髓恢复的作用。常用粒-单系集落刺激因子或粒系集落刺激因子,剂量为5 μg/(kg·d);红细胞生成素,常用 50～100 U/(kg·d)。一般在免疫抑制治疗重型再生障碍性贫血后使用,剂量可酌减,维持 3 个月以上为宜。

(三)重型再生障碍性贫血的治疗

1.造血干细胞移植

对 40 岁以下、无感染及其他并发症、有合适供体的重型再生障碍性贫血患者,可考虑造血干细胞移植。

2.免疫抑制治疗

抗淋巴/胸腺细胞球蛋白(ALG/ATG)主要用于重型再生障碍性贫血。马 ALG 10～15 mg/(kg·d)连用 5 天,兔 ATC 3～5 mg/(kg·d)连用 5 天;用药前需做过敏试验;用药过程中用糖皮质激素防治变态反应;静脉滴注 ATG 不宜过快,每天剂量应维持滴注 12～16 小时;可与环孢素组成强化免疫抑制方案。

环孢素适用于全部 AA 3～5 mg/(kg·d),疗程一般长于 1 年。使用时应个体化,应参照患者造血功能和 T 细胞免疫恢复情况、药物不良反应(如肝、肾功能损害、牙龈增生及消化道反应)、血药浓度等调整用药剂量和疗程。

3.其他

有学者使用 CD3 单克隆抗体、麦考酚吗乙酯、环磷酰胺、甲泼尼龙等治疗重型再生障碍性贫血。

四、护理措施

(一)病情监测

(1)密切观察患者的体温变化,若出现发热,应及时报告医师,准确、及时地给予抗生素治疗,并配合医师做好血液、痰液、尿液及大便等标本的采集工作。

(2)密切观察患者生命体征及病情,皮肤、黏膜、消化道及内脏器官有无出血倾向。

(二)一般护理

(1)轻度贫血和血小板(20～50)×10⁹/L 时减少活动,卧床休息。重度贫血 Hb<50 g/L 及血小板<20×10⁹/L 时应绝对卧床休息。

(2)病房保持空气流通,限制陪伴探视,避免交叉感染。医护人员严格无菌操作,避免医源性感染。

(3)由于高热状态下唾液分泌较少及长期使用抗生素等,易造成细菌在口腔内滋长,因此必须注意口腔清洁,饭前、饭后、睡前、晨起时漱口。

(4)保持皮肤的清洁干燥,勤换衣裤,勤剪指甲,避免造成皮肤黏膜的损伤,睡前用 1:5 000 的高锰酸钾溶液坐浴,每次 15～20 分钟,保持大便的通畅,避免用力排便,咳嗽,女性患者同时要注意会阴部的清洁。

(三)饮食护理

嘱患者进食高热量、高维生素、高蛋白、易消化的饮食,避免食物过烫、过硬、刺激性强,以免引起口腔及消化道的出血。对于发热的患者应鼓励多饮水。

(四)输血的护理

重度贫血 Hb<50 g/L 伴头晕、乏力、心悸时,遵医嘱输注红细胞悬液。输血前,向患者讲解输血的目的、注意事项及不良反应,经两人三查八对无误后方可输注。输血中密切观察患者有无输血反应。输血前 30 分钟,输血后 15 分钟及输血完成后分别记录患者生命体征。输血时记录脉搏和呼吸,并记录血型和输血量。

(五)发热的护理

定时测量体温,保持皮肤清洁干燥,及时更换汗湿的衣物、床单、被套。给予物理降温如温热水擦浴,冰袋放置大动脉处;一般不用乙醇溶液擦浴,以免引起皮肤出血。协助患者多饮水,遵医嘱使用降温药和抗生素。

(六)出血的预防及护理

嘱患者避免外伤及碰撞,预防皮肤损伤。使用软毛牙刷刷牙,勿剔牙,避免损伤牙龈,引起牙龈出血,勿挖鼻孔,使用清鱼肝油滴鼻,避免鼻腔干燥出血。保持排便通畅,勿用力排便,预防颅内出血的发生。护理操作时,动作轻柔,避免反复多次穿刺造成皮肤损伤,拔针后延长按压时间。血小板<5×10⁹/L 时尽量避免肌内注射。颅内出血的患者应平卧位休息,头部制动,有呕吐时及时清理呕吐物,保持呼吸道通畅。密切观察患者的生命体征、意识状态、瞳孔大小变化,准确记录 24 小时出入量。遵医嘱静脉输入止血药、脱水剂及血小板。

(七)药物指导及护理

向患者讲解应用雄激素、环孢素的治疗作用及不良反应(向心性肥胖、水肿、毛发增多、女性男性化等)。长期肌内注射丙酸睾酮可引起局部硬结,注射部位要交替进行,可进行局部热敷,避免硬结产生。使用 ATG/ALG 时首次要做皮试,输注速度不宜过快,输注过程中密切观察有无不良反应。

(八)心理护理

向患者及家属讲解疾病的病因,临床表现及预后,取得患者及家属的信任。增加与患者的沟通与交流,了解患者的真实想法。介绍一些治疗效果及心态良好的患者与其交谈,使患者正确面对疾病,树立战胜疾病的信心,积极配合治疗护理。

五、健康教育

(一)疾病预防指导

尽可能避免或减少接触与再障发病相关的药物和理化物质。针对危险品的职业性接触者,如油漆工/喷漆工、从事橡胶与制鞋、传统印刷与彩印、室内装修的工人等,除了要加强生产车间或工厂的室内通风之外,必须严格遵守操作规程,做好个人防护,定期体检,检查血常规。使用绿色环保装修材料,新近进行室内装修的家居,要监测室内的甲醛水平,不宜即时入住或使用。使用农药或杀虫剂时,做好个人防护。加强锻炼,增强体质,预防病毒感染。

(二)疾病知识指导

简介疾病的可能原因、临床表现及目前的主要诊疗方法,增强患者及其家属的信心,以积极配合治疗和护理。饮食方面注意加强营养,增进食欲,避免对消化道黏膜有刺激性的食物,避免病从口入。避免服用对造血系统有害的药物,如氯霉素、磺胺药、保泰松、安乃近、阿司匹林等。避免感染和加重出血。

(三)休息与活动指导

充足的睡眠与休息可减少机体的耗氧量;适当的活动可调节身心状况,提高患者的活动耐力,但过度运动会增加机体耗氧量,甚至诱发心力衰竭。睡眠不足、情绪激动则易于诱发颅内出血。因此,必须指导患者根据病情做好休息与活动的自我调节。

(四)用药指导

主要包括免疫抑制剂、雄激素类药物与抗生素的使用。为保证药物疗效的正常发挥,减少药物不良反应,需向患者及家属详细介绍药物的名称、用量、用法、疗程及其不良反应,应叮嘱其必须在医师指导下按时、按量、按疗程用药,不可自行更改或停用药物,定期复查血常规。

(五)心理指导

再障患者常可出现焦虑、抑郁甚至绝望等负性情绪,这些负面情绪可影响患者康复的信心以及配合诊疗与护理的态度和行为,从而影响疾病康复、治疗效果和预后。因此,必须使患者及家属认识负性情绪的危害,指导患者学会自我调整,学会倾诉;家属要善于理解和支持患者,学会倾听;必要时应寻求专业人士的帮助,避免发生意外。

(六)病情监测指导

主要是贫血、出血、感染的症状体征和药物不良反应的自我监测。具体包括头晕、头痛、心悸、气促等症状,生命体征(特别是体温与脉搏)、皮肤黏膜(苍白与出血)、常见感染灶的症状(咽痛、咳嗽、咳痰、尿路刺激征、肛周疼痛等)、内脏出血的表现(黑便与便血、血尿、阴道出血等)。若有上述症状或体征出现或加重,提示有病情恶化的可能,应及时向医护人员汇报或及时就医。

第四节 淋 巴 瘤

淋巴瘤起源于淋巴结和淋巴组织,其发生大多与免疫应答过程中淋巴细胞增殖分化产生的某种免疫细胞恶变有关,是免疫系统的恶性肿瘤。按组织病理学改变分类,淋巴瘤可分为非霍奇金淋巴瘤(non-Hodgkin lymphoma,NHL)和霍奇金淋巴瘤(Hodgkin lymphoma,HL)两类。

一、病因

病毒感染(如 EB 病毒等)、宿主的免疫功能、幽门螺杆菌抗原的存在可能与淋巴瘤的发病有关。

二、临床表现

(一)突出表现

无痛性、进行性的淋巴结肿大或局部肿块是淋巴瘤共同的临床表现。

(二)霍奇金淋巴瘤

多见于青年,儿童少见。首发症状常是无痛性颈部或锁骨上淋巴结进行性肿大(占 $60\%\sim80\%$),其次为腋下淋巴结肿大。$5\%\sim16\%$ 的 HL 患者发生带状疱疹。饮酒后引起的淋巴结疼痛是 HL 所特有,但并非每一个 HL 患者都是如此。发热、盗汗、瘙痒及消瘦等全身症状较多见。$30\%\sim40\%$ 的 HL 患者以原因不明的持续发热为起病症状。周期性发热约见于 1/6 的患者。皮肤瘙痒是 HL 较特异的表现,可为 HL 唯一的全身症状。

(三)非霍奇金淋巴瘤

NHL 具有以下特点。

(1)全身性:可发生在身体的任何部位,其中淋巴结、扁桃体、脾及骨髓是最易受到累及的部位。

(2)多样性:组织器官不同,受压迫或浸润的范围和程度不同,引起的症状也不同。

（3）随着年龄增长，发病者增多，男性多于女性；除惰性淋巴瘤外，一般发展迅速。

（4）NHL 对各器官的压迫和浸润较 HL 多见，常以高热或各器官、系统症状为主要临床表现。

三、辅助检查

（一）血常规检查

HL 常有轻或中度贫血，部分患者嗜酸性粒细胞增多；NHL 白细胞计数多正常，伴有淋巴细胞计数绝对或相对增多。

（二）骨髓常规检查

骨髓涂片找到 Reed-Sternberg 细胞（R-S 细胞）是 HL 骨髓浸润的依据。一部分 NHL 患者的骨髓涂片中可找到淋巴瘤细胞。

（三）影像学检查

浅表淋巴结 B 超、胸（腹）部 CT 等检查有助于确定病变的部位及其范围。目前 PETCT/CT 检查是评价淋巴瘤疗效的重要手段。

（四）实验室检查

疾病活动期有血沉增快、血清乳酸脱氢酶升高提示预后不良。骨骼受累，血清碱性磷酸酶活力增强或血钙增加。B 细胞 NHL 可并发溶血性贫血。

（五）病理学检查

淋巴结活检是淋巴瘤确诊和分型主要依据。

四、治疗

治疗原则是以化疗为主，化疗与放疗相结合，联合应用相关生物制剂的综合治疗。

（一）霍奇金淋巴瘤

1.化疗

ABVD 为 HL 的首选方案见表 3-1。

表 3-1　霍奇金淋巴瘤的主要化疗方案

方案	药物	备注
MOPP	氮芥、长春新碱、丙卡巴肼、泼尼松	如氮芥改为环磷酰胺静脉注射，即为 COPP 方案
ABVD	表柔比星、博来霉素、长春新碱、达卡巴嗪	4 种药均在第 1 及第 15 天静脉注射 1 次，疗程期间休息 2 周

2.放疗

扩大照射范围,除被累及的淋巴结及肿瘤组织外,还包括附近可能侵及的淋巴结,如病变在膈以上采用"斗篷"式、在膈以下采用倒"Y"字式。

(二)非霍奇金淋巴瘤

1.以化疗为主的综合治疗

(1)惰性淋巴瘤:联合化疗可用 COP 或 CHOP 方案(表 3-2)。

表 3-2　非霍奇金淋巴瘤的常用联合化疗方案

方案	药物
COP	环磷酰胺、长春新碱、泼尼松
CHOP	环磷酰胺、表柔比星、长春新碱、泼尼松
R-CHOP	利妥昔单抗、环磷酰胺、表柔比星、长春新碱、泼尼松
EPOCH	依托泊苷、表柔比星、长春新碱、泼尼松、环磷酰胺
ESHAP(复发淋巴瘤)	依托泊苷、泼尼松、顺铂、阿糖胞苷

(2)侵袭性淋巴瘤:侵袭性 NHL 的标准治疗方案是 CHOP 方案,化疗不应少于 6 个疗程。R-CHOP 方案是弥漫性大 B 细胞淋巴瘤治疗的经典方案。

难治性复发者的解救方案:可选择 ICE(异环磷酰胺、卡铂、依托泊苷)、DHAP(地塞米松、卡铂、高剂量阿糖胞苷)、MINE(异环磷酰胺、米托蒽醌、依托泊苷)、HyperCVAD/MTX-Ara-C 等方案进行解救治疗。

2.生物治疗

(1)单克隆抗体:凡细胞免疫表型为 CD20 的 B 细胞淋巴瘤患者,主要是NHL 患者,均可用 CD20 单抗(利妥昔单抗)治疗。

(2)干扰素:这是一种能抑制多种血液肿瘤增殖的生物制剂。

(3)抗幽门螺杆菌治疗:胃黏膜相关淋巴样增殖淋巴瘤可用其治疗。

3.骨髓移植

对 55 岁以下患者,能耐受大剂量化疗的中高危患者,可考虑进行自体造血干细胞移植。部分复发或骨髓侵犯的年轻患者还可考虑异基因造血干细胞移植。

4.手术治疗

合并脾功能亢进,有切脾指征者可以切脾,为以后化疗创造有利条件。

五、护理措施

(一)一般护理

1.饮食

鼓励患者进食高热量、高维生素、营养丰富的半流质食物或软食,多食新鲜水果、蔬菜,禁食过硬、带刺、刺激性强的食物,指导患者摄取足够的水分。

2.运动与休息

活动应循序渐进、遵循适度原则。疾病早期可进行社交活动及身体锻炼,晚期应增加卧床休息,进行室内、床旁活动。

(二)病情观察

(1)观察生命体征变化,定期监测体温,观察降温后的反应,避免发生虚脱。

(2)观察患者放疗后的局部皮肤有无发红、瘙痒、灼热感及渗液、水疱形成等。

(3)观察患者情绪变化,有无焦虑、烦躁等。

(4)观察患者睡眠、饮食状况,有无恶心、呕吐、失眠等。

(5)观察患者淋巴结肿大部位、程度及相应器官压迫情况。

(三)对症护理

1.高热护理

可先采用物理降温,冰敷前额及大血管经过的部位,如颈部、腋窝和腹股沟;有出血倾向者禁用乙醇或温水拭浴。及时更换被汗浸湿的衣服及床单,保持皮肤干燥清洁。鼓励患者多饮水,必要时遵医嘱应用退热药物。

2.皮肤护理

放疗患者照射区皮肤应避免受到强冷或热的刺激,外出时避免阳光直射,不要使用有刺激性的化学物品。局部皮肤有发红、痒感时,应尽早涂油膏以保护皮肤,如皮肤为干反应,表现为局部皮肤灼痛;如为湿反应,表现为局部皮肤刺痒、渗液、水疱,可用氢化可的松软膏外涂,2%甲紫外涂,冰片、蛋清外敷,硼酸软膏外敷后加压包扎;如局部皮肤有溃疡坏死,应进行全身抗感染治疗,局部外科清创、植皮。

(四)用药护理

利妥昔单抗不良反应首先表现为发热和寒战,主要发生在第一次静脉注射时,通常在2个小时内,其他随后的症状包括恶心、荨麻疹、疲劳、头痛、瘙痒、呼吸困难、暂时性低血压、潮红、心律失常等。因此,每次静脉注射利妥昔单抗前应预先使用镇痛药(如对乙酰氨基酚)和抗过敏药(如开瑞坦),并且应严密监护患者生命体征,对出现轻微症状的患者可减慢滴速,对出现严重反应的患者,特别是有严重呼吸困难、支气管痉挛和低氧血症的患者应立即停止静脉注射,及时通知医师对症处理。

(五)心理护理

恶性淋巴瘤治疗时间长,治疗费用高,病情发展快,造成患者情绪悲观、低落,护士应耐心与患者交谈,了解其想法,给予适当的解释,鼓励积极接受治疗;家属要充分理解患者的痛苦和心情,注意言行,不要推诿、埋怨,要营造轻松的环境,保持患者心情舒畅,共同面对、互相支持。

第四章

神经外科患者的护理

第一节 脑 疝

当颅腔内某分腔有占位性病变时,该分腔的压力大于邻近分腔,脑组织由高压力区向低压力区移位,导致脑组织、血管及脑神经等重要结构受压或移位,产生相应的临床症状和体征,称为脑疝。

根据移位的脑组织及其通过的硬脑膜间隙和孔道,可将脑疝分为以下常见的三类。①小脑幕切迹疝:又称颞叶疝,为颞叶的海马回、钩回通过小脑幕切迹被推移至幕下。②枕骨大孔疝:又称小脑扁桃体疝,为小脑扁桃体及延髓经枕骨大孔被推挤向椎管内。③大脑镰下疝:又称扣带回疝,一侧半球的扣带回经镰下孔被挤入对侧分腔(图 4-1)。

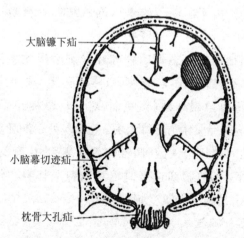

图 4-1 大脑镰下疝(上)、小脑幕切迹疝(中)、枕骨大孔疝(下)

脑疝是颅内压增高的危象和引起死亡的主要原因,常见的有小脑幕切迹疝和枕骨大孔疝。

一、病因与发病机制

(1)外伤所致各种颅内血肿,如硬膜外血肿、硬膜下血肿及脑内血肿。

(2)颅内脓肿。

(3)颅内肿瘤尤其是颅后窝、中线部位及大脑半球的肿瘤。

(4)颅内寄生虫病及各种肉芽肿性病变。

(5)医源性因素,对于颅内压增高患者,进行不适当的操作如腰椎穿刺,放出脑脊液过多过快,使各分腔间的压力差增大,则可促使脑疝形成。

发生脑疝时,移位的脑组织在小脑幕切迹或枕骨大孔处挤压脑干,使脑干受压移位导致其实质内血管受到牵拉,严重时基底动脉进入脑干的中央支可被拉断而致脑干内部出血,出血常为斑片状,有时出血可沿神经纤维走行方向达内囊水平。同侧的大脑脚受到挤压会造成病变对侧偏瘫,同侧动眼神经受到挤压可产生动眼神经麻痹症状。钩回、海马回移位可将大脑后动脉挤压于小脑幕切迹缘上致枕叶皮层缺血坏死。移位的脑组织可致小脑幕切迹裂孔及枕骨大孔堵塞,使脑脊液循环通路受阻,颅内压增高进一步加重,形成恶性循环,使病情迅速恶化。

二、临床表现

(一)小脑幕切迹疝

(1)颅内压增高:剧烈头痛,进行性加重,伴躁动不安,频繁呕吐。

(2)进行性意识障碍:由于阻断了脑干内网状结构上行激活系统的通路,随脑疝的进展,患者出现嗜睡、浅昏迷、深昏迷。

(3)瞳孔改变:脑疝初期由于患侧动眼神经受刺激导致患侧瞳孔变小,对光反射迟钝;随病情进展,患侧动眼神经麻痹,患侧瞳孔逐渐散大,直接和间接对光反射均消失,并伴上睑下垂及眼球外斜;晚期,对侧动眼神经因脑干移位也受到推挤时,则出现双侧瞳孔散大,对光反射消失,患者多处于濒死状态(图4-2)。

(4)运动障碍:钩回直接压迫大脑脚,锥体束受累后,病变对侧肢体肌力减弱或麻痹,病理征阳性(图4-3)。脑疝进展时可致双侧肢体自主活动消失,严重时可出现去皮质强直状,这是脑干严重受损的信号。

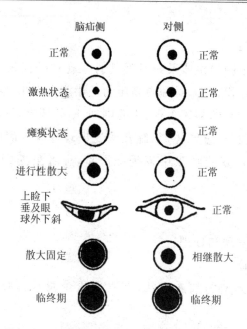

图 4-2 一侧颞叶钩回疝引起的典型瞳孔变化

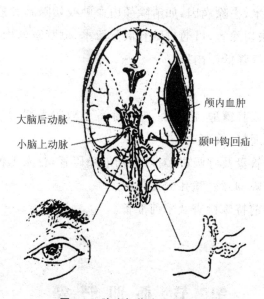

图 4-3 脑疝与临床病症的关系

动眼神经受压导致：同侧瞳孔散大,上睑下垂及眼外肌瘫痪;锥体束受压导致:对侧肢体瘫痪,肌张力增加,腱反射活跃,病理反射阳性

（5）生命体征变化：若脑疝不能及时解除,病情进一步发展,则患者出现深昏迷,双侧瞳孔散大固定,血压骤降,脉搏快弱,呼吸浅而不规则,呼吸、心跳相继停

止而死亡。

(二)枕骨大孔疝

枕骨大孔疝是小脑扁桃体及延髓经枕骨大孔被挤向椎管中,又称小脑扁桃体疝。由于颅后窝容积较小,对颅内高压的代偿能力也小,病情变化更快。患者常有进行性颅内压增高的临床表现:头痛剧烈,呕吐频繁,颈项强直或强迫头位;生命体征紊乱出现较早,意识障碍、瞳孔改变出现较晚。因脑干缺氧,瞳孔可忽大忽小。由于位于延髓的呼吸中枢受损严重,患者早期即可突发呼吸骤停而死亡。

三、治疗要点

关键在于及时发现和处理。

(一)非手术治疗

患者一旦出现典型的脑疝症状,应立即给予脱水治疗,以缓解病情,争取时间。

(二)手术治疗

确诊后,尽快手术,去除病因,如清除颅内血肿或切除脑肿瘤等;若难以确诊或虽确诊但病变无法切除者,可通过脑脊液分流术、侧脑室外引流术或病变侧颞肌下、枕肌下减压术等降低颅内压。

四、急救护理

(1)快速静脉输入甘露醇,山梨醇,呋塞米等强效脱水剂,并观察脱水效果。

(2)保持呼吸道通畅,吸氧。

(3)准备气管插管盘及呼吸机,对呼吸功能障碍者,行人工辅助呼吸。

(4)密切观察呼吸、心跳、瞳孔的变化。

(5)紧急做好术前特殊检查及术前准备。

第二节 面肌痉挛

面肌痉挛是指以一侧面神经所支配的肌群不自主地、阵发性、无痛性抽搐为特征的慢性疾病。抽搐多起于眼轮匝肌,临床表现:从一侧眼轮匝肌很少的收缩开始,缓慢由上向下扩展到半侧面肌,严重可累及颈肩部肌群。抽搐为阵发性、不自主痉挛,不能控制,情绪紧张、过度疲劳可诱发或加重病情。开始抽搐较轻,持续仅几秒,之后抽搐逐渐延长至几分钟,频率增多,严重者致同侧眼不能睁开,口角向同侧歪斜,严重影响身心健康。女性患者多见,左侧多见,通常在青少年出现,神经外科常用手术方法为微血管减压术(MVD)。

一、护理措施

(一)术前护理

1.心理护理

充分休息,减轻心理负担,消除心理焦虑,并向患者介绍疾病知识、治疗方法及术后患者的康复情况,以及术后可能出现的不适和应对办法,使患者对手术做好充分的准备。

2.饮食护理

营养均衡,可进食高蛋白、低脂肪、易消化食物。

3.术前常规护理

选择性备皮(即术侧耳后向上、向下、向后各备皮约 5 cm,尤适用于长发女性,可以很好地降低因外貌改变造成的不良心理应激)、配血、灌肠、禁食、禁水。

(二)术后护理

(1)密切观察生命体征、意识、瞳孔变化。

(2)观察有无继发性出血。

(3)保持呼吸道通畅,如有恶心、呕吐,去枕头偏向一侧,及时清除分泌物,避免吸入性肺炎。

(4)饮食:麻醉清醒 4 小时后且不伴恶心、呕吐,由护士亲自喂第一口水,观察有无呛咳,防止误吸。术后第 1 天可进流食,逐渐过渡至正常饮食。鼓励营养均衡,并适当摄取汤类食物,多饮水,以缓解低颅内压症状。

(5)体位:去枕平卧 4~6 小时,患者无头晕、恶心、呕吐等不适主诉,在主管医师协助下给患者垫薄软枕或毛巾垫。如术后头晕、恶心等明显低颅内压症状,要遵医嘱去枕平卧 1~2 天。术后 2~3 天可缓慢坐起,如头晕不适,立即平卧,反复锻炼至症状消失,在他人搀扶下可下床活动,注意避免跌倒。

(6)观察有无颅内感染、切口感染。观察伤口敷料,监测体温 4 次/天,了解有无头痛、恶心等不适主诉。

(7)手术效果观察:评估术后抽搐时间、强度、频率。部分患者术后面肌痉挛会立即消失,部分患者需要营养受损的神经,一段时间后可消失。

(8)对患者进行健康宣教,告知完全恢复需要 3 个月时间,加强护患配合。

(9)术后并发症护理。①低颅内压反应:因术中为充分暴露手术视野须放出部分脑脊液,所以导致低颅内压。术后根据情况去枕平卧 1～3 天,如恶心、呕吐,头偏向一侧,防止误吸。每天补液 1 500～2 000 mL,并鼓励患者多进水、汤类食物,促进脑脊液分泌。鼓励床上活动下肢,防止静脉血栓形成。②脑神经受累:因手术中脑神经根受损可致面部感觉麻木,不完全面瘫。不完全面瘫者注意口腔和眼部卫生,眼睑闭合不全者予抗生素软膏涂抹,饭后及时清理口腔,遵医嘱给予营养神经药物,并做好细致解释,健康指导。③听力下降:因术中损失相邻的听神经,所以导致同侧听力减退或耳聋。密切观察,耐心倾听不适主诉,及时发现异常。遵医嘱使用营养神经药物,并注意避免使用损害听力的药物,保持安静,避免噪声。

(三)健康指导

(1)避免情绪激动,去除不安、恐惧、愤怒、忧虑等不利因素,保持心情舒畅。

(2)饮食清淡,多吃含水分、含纤维素多的食物;多食蔬菜、水果。忌烟、酒及辛辣刺激性强的食物。

(3)定期复查病情。

二、主要护理问题

(1)知识缺乏:与缺乏面肌痉挛相关疾病知识有关。

(2)自我形象紊乱:与不自主抽搐有关。

(3)有出血的可能:与手术有关。

(4)有体液不足的危险:与体液丢失过多有关。

(5)有感染的危险:与手术创伤有关。

第三节 脑 膜 瘤

一、疾病概述

脑膜瘤占颅内肿瘤的 19.2%,男:女为 1:2。一般为单发,多发脑膜瘤偶尔可见,好发部位依次为矢状窦旁、大脑镰、大脑凸面,其次为蝶骨嵴、鞍结节、嗅沟、小脑脑桥角与小脑幕等部位,生长在脑室内者很少,也可见于硬膜外。其他部位偶见。依肿瘤组织学特征,将脑膜瘤分为五种类型,即内皮细胞型、成纤维细胞型、血管瘤型、化生型和恶性型。

(一)临床表现

1.慢性颅压增高症状

因肿瘤生长较慢,当肿瘤达到一定体积时才引起头痛、呕吐及视力减退等,少数呈急性发病。

2.局灶性体征

因肿瘤呈膨胀性生长,患者往往以头疼和癫痫为首发症状。根据肿瘤位置不同,还可以出现视力、视野、嗅觉或听觉障碍及肢体运动障碍等。老年患者尤以癫痫发作为首发症状多见,颅压增高症状多不明显。

(二)辅助检查

1.头颅 CT 扫描

典型的脑膜瘤,显示脑实质外圆形或类圆形高密度,或等密度肿块,边界清楚,含类脂细胞者呈低密度,周围水肿带较轻或中度,且有明显对比增强效应。瘤内可见钙化、出血或囊变,瘤基多较宽,并多与大脑镰、小脑幕或颅骨内板相连,其基底较宽,密度均匀一致,边缘清晰,瘤内可见钙化。增强后可见肿瘤明显增强,可见脑膜尾征。

2.MRI 扫描

同时进行 CT 和 MRI 的对比分析,方可得到较正确的定性诊断。

3.脑血管造影

脑血管造影可显示瘤周呈抱球状供应血管和肿瘤染色。同时造影技术也为术前栓塞供应动脉,减少术中出血提供了帮助。

(三)鉴别诊断

需同脑膜瘤鉴别的肿瘤因部位而异,幕上脑膜瘤应与胶质瘤、转移瘤鉴别,鞍区脑膜瘤应与垂体瘤鉴别,桥小脑角脑膜瘤应与听神经瘤鉴别。

(四)治疗

1.手术治疗

手术切除脑膜瘤是最有效的治疗手段,应力争全切除,对受肿瘤侵犯的脑膜和颅骨,亦应切除之,以求达到根治。

(1)手术原则:控制出血,保护脑功能,争取全切除。对无法全切除的患者,则可行肿瘤次全切除或分次手术,以免造成严重残疾或死亡。

(2)术前准备:①肿瘤血运极丰富者可术前行肿瘤供应血管栓塞以减少术中

出血。②充分备血,手术开始时做好快速输血准备。③鞍区肿瘤和颅压增高明显者,术前数天酌用肾上腺皮质激素和脱水治疗。④有癫痫发作史者,需术前应用抗癫痫药物、预防癫痫发作。

(3)术后并发症。①术后再出血:术后密切观察神志瞳孔变化,定期复查头部 CT 早期处理。②术后脑水肿加重:对于影响静脉窦和粗大引流静脉的肿瘤切除后应用脱水药物和激素预防脑水肿加重。③术后肿瘤残余和复发:需定期复查并辅以立体定向放射外科治疗等防止肿瘤复发。

2.立体定向放射外科治疗

因其生长位置,有 17%～50% 的脑膜瘤做不到全切,另外还有少数恶性脑膜瘤也无法全切。肿瘤位于脑深部重要结构难以全切除者,如斜坡、海绵窦区、视丘下部或小脑幕裂孔区脑膜瘤,应同时行减压性手术,以缓冲颅压力,剩余的瘤体可采用 γ 刀或 χ 刀治疗,亦可达到很好效果。

3.放疗或化疗

恶性脑膜瘤在手术切除后,需辅以化疗或放疗,防止肿瘤复发。

4.其他治疗

其他治疗包括激素治疗、分子生物学治疗、中医治疗等。

二、护理

(一)入院护理

(1)入院常规护理;常规安全防护教育;常规健康指导。

(2)指导患者合理饮食,保持大便通畅。

(3)指导患者肢体功能锻炼;指导患者语言功能锻炼。

(4)结合患者的个体情况,每 1～2 小时协助患者翻身,保护受压部位皮肤;如局部皮肤有压红,可缩短翻身的间隔时间,受压部位应予软枕垫高减压。

(二)术前护理

(1)每 1～2 小时巡视患者,观察患者的生命体征、意识、瞳孔、肢体活动,如有异常及时通知医师。

(2)了解患者的心理状态,向患者讲解疾病的相关知识,介绍同种疾病手术成功的例子,增强患者治疗信心,减轻焦虑、恐惧心理。

(3)根据医嘱正确采集标本,进行相关检查。

(4)术前落实相关化验、检查报告的情况,如有异常立即通知医师。

(5)根据医嘱进行治疗、处置,注意观察用药后反应。

(6)注意并发症的观察和处理。

(7)指导患者练习深呼吸及有效咳嗽;指导患者练习床上大小便。

(8)指导患者修剪指(趾)甲、剃胡须,女性患者勿化妆及涂染指(趾)甲。

(9)指导患者戒烟、戒酒。

(10)根据医嘱正确备血(复查血型),行药物过敏试验。

(11)指导患者术前12小时禁食,8小时禁饮水,防止术中呕吐导致窒息;术前晚进半流食,如米粥、面条等。

(12)指导患者保证良好的睡眠,必要时遵医嘱使用镇静催眠药。

(三)手术当日护理

1.送手术前

(1)术晨为患者测量体温、脉搏、呼吸、血压;如有发热、血压过高、女性月经来潮等情况均应及时报告医师,以确定是否延期手术。

(2)协助患者取下义齿、项链、耳钉、手链、发夹等物品,并交给家属妥善保管。

(3)皮肤准备(剃除全部头发及颈部毛发、保留眉毛)后,更换清洁的病员服。

(4)遵医嘱术前用药,携带术中用物,平车护送患者入手术室。

2.术后回病房

(1)每15~30分钟巡视患者,注意观察患者的生命体征、意识、瞳孔、肢体活动等,如异常及时通知医师。

(2)注意观察切口敷料有无渗血。

(3)密切观察引流液的颜色、性状、量等情况并记录,妥善固定引流管,引流袋置于头旁枕上或枕边,高度与头部创腔保持一致,保持引流管引流通畅,活动时注意引流管不要扭曲、受压,防止脱管。

(4)观察留置导尿管患者尿液的颜色、性状、量,会阴护理每天2次。

(5)术后6小时内给予去枕平卧位,6小时后可床头抬高,麻醉清醒的患者可以协助床上活动,保证患者舒适。

(6)保持呼吸道通畅。

(7)若患者出现不能耐受的头痛,及时通知医师,遵医嘱给予止痛药物,并密切观察患者的生命体征、意识、瞳孔等变化。

(8)精神症状患者的护理:加强患者安全防护,上床挡,需使用约束带的患者,应告知家属并取得同意,定时松解约束带,按摩受约束的部位,24小时有家属陪护,预防自杀倾向,同时做好记录。

(9)术后 24 小时内禁食水,可行口腔护理,每天 2 次。清醒患者可口唇覆盖湿纱布,保持口腔湿润。

(10)结合患者的个体情况,每 1～2 小时协助患者翻身,保护受压部位皮肤;如局部皮肤有压红,可缩短翻身的间隔时间,受压部位应予软枕垫高减压。

(四)术后护理

1.术后第 1 天～第 3 天

(1)每 1～2 小时巡视患者,注意观察患者的生命体征、意识、瞳孔、肢体活动等,如发现有头痛、恶心、呕吐等颅内压增高症状及时通知医师。

(2)注意观察切口敷料有无渗血。

(3)密切观察引流液的颜色、性状、量等情况并记录,妥善固定引流管,并保持引流管引流通畅,不可随意放低引流袋,以保证创腔内有一定的液体压力。若引流袋放低,会导致创腔内液体引出过多,创腔内压力下降,脑组织迅速移位,撕破大脑上静脉,从而引发颅内血肿。医师根据每天引流液的量调节引流袋的高度。

(4)观察留置导尿管患者尿液的颜色、性状、量,会阴护理每天 2 次。

(5)术后引流管放置 3～4 天,引流液由血性脑脊液转为澄清脑脊液时,即可拔管,避免长时间带管形成脑脊液漏。拔除引流管后,注意观察患者的生命体征、意识、瞳孔等变化,切口敷料有无渗血、渗液及皮下积液等,如有异常及时通知医师。

(6)加强呼吸道的管理,鼓励深呼吸及有效咳嗽、咳痰,如痰液黏稠不易咳出可遵医嘱予雾化吸入,必要时吸痰。

(7)术后 24 小时如无恶心、呕吐等麻醉后反应,可遵医嘱进食,由流食逐步过渡到普食,积极预防便秘的发生。

(8)指导患者床上活动,床头摇高,逐渐坐起,逐渐过渡到床边活动(做好跌倒风险评估),家属陪同。活动时以不疲劳为宜。

(9)指导患者进行肢体功能锻炼;进行语言功能锻炼。

(10)做好生活护理,如洗脸、刷牙、喂饭、大小便等,定时协助患者翻身,保护受压部位皮肤,预防压疮的发生。

2.术后第 4 天～出院日

(1)每 1～2 小时巡视患者,注意观察患者的生命体征、意识、瞳孔、肢体活动等,如发现有头痛、恶心、呕吐等颅内压增高症状及时通知医师;注意观察切口敷料有无渗血。

（2）指导患者注意休息，病室内活动，活动时以不疲劳为宜。对高龄、活动不便、体质虚弱等可能发生跌倒的患者及时做好跌倒或坠床风险评估。

（五）出院指导

1.饮食指导

指导患者进食高热量、高蛋白、富含纤维素、维生素丰富、低脂肪、低胆固醇食物，如蛋、牛奶、瘦肉、新鲜鱼、蔬菜、水果等。

2.用药指导

有癫痫病史者遵医嘱按时、定量口服抗癫痫药物。不可突然停药、改药及增减药量，以避免加重病情。

3.康复指导

对肢体活动障碍者，户外活动须有专人陪护，防止意外发生，鼓励患者对功能障碍的肢体需经常做主动和被动运动，防止肌肉萎缩。

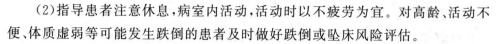

第四节 垂 体 腺 瘤

垂体腺瘤是发生于腺垂体的良性肿瘤。如果肿瘤增大，压迫周围组织，则出现头痛、视力减退、视野缺损、上睑下垂及眼球运动功能障碍等压迫症状。治疗一般以手术为主，也可行药物和放疗。手术治疗包括：开颅垂体瘤切除术和经口鼻或经单鼻蝶窦垂体瘤切除术。垂体瘤患者有发生垂体卒中的可能。垂体卒中为垂体肿瘤内突然发生出血性坏死或新鲜出血。典型症状：突然头痛，在1～2天眼外肌麻痹、视觉障碍、视野缺损及进行性意识障碍等。如发生上述情况应按抢救程序及时进行抢救。

一、护理措施

（一）术前护理

1.预防手术切口感染

为预防手术切口感染，经蝶窦垂体腺瘤切除术患者应在术前3天常规口服抗生素，用复方硼酸溶液漱口，用呋麻液滴鼻，每天4次，每次双侧鼻腔各2～3滴，滴药时采用平卧仰头位，使药液充分进入鼻腔。

2.皮肤准备

经蝶窦手术患者需剪鼻毛,应动作轻稳,防止损伤鼻黏膜致鼻腔感染。近来多采用电动鼻毛修剪器,嘱患者自行予以清理,再由护士检查有无残留鼻毛,此法提高了患者的舒适度,更易于接受,亦便于护士操作。观察有无口鼻疾病,如牙龈炎、鼻腔疖肿等。如有感染存在,则改期手术。

3.物品准备

备好奶瓶(有刻度标记,并预先在奶嘴上剪好"＋"字开口,以准确记录入量,便于患者吸吮)、咸菜、纯橙汁、香蕉、猕猴桃等含钾、钠高的食物。

4.术前宣教

向患者讲解有关注意事项,消除恐惧,取得配合。

(二)术后护理

(1)卧位未清醒时,取平卧位,头偏向一侧,清醒后拔除气管插管。无脑脊液鼻漏应抬高床头15°～30°。有脑脊液鼻渗/漏者,一般去枕平卧3～7天,具体时间由手术医师决定,床头悬挂"平卧"提示牌。

(2)患者术后返回病室时,需经口吸氧。先将氧流量调至2～3 L/min,再将吸氧管轻轻放入患者口腔中并用胶布将管路固定于面部,防止不慎脱落。及时吸除口腔及气管插管的内分泌物,维持呼吸道通畅。

(3)生命体征的监测:麻醉清醒前后应定时测量生命体征,特别注意观察瞳孔的对光反射是否恢复。

(4)拔除气管插管指征及方法:①双侧瞳孔等大(或与术前大小相同);②瞳孔对光反射敏感;③呼之能应、可遵医嘱做简单动作;④将口腔内分泌物吸除干净;⑤术中无特殊情况;⑥拔除气管插管时,患者应取平卧位头偏向一侧,抽出气囊中的空气,嘱患者做吐物动作,顺势将插管迅速拔出(目前此项操作多在手术室恢复室完成)。

(5)伤口护理:如无脑脊液鼻漏者,术后3天左右拔除鼻腔引流条,用呋麻液滴鼻,每天4次,每次2～3滴,防止感染。如有鼻漏,术后5～7天拔除鼻腔引流条。拔除鼻腔引流条后勿用棉球或纱布堵塞鼻腔。

(6)口腔护理:如经口鼻蝶窦入路手术,口腔内有伤口,应每天做口腔护理,保持口腔内的清洁。由于术后用纱条填塞鼻腔止血,患者只能张口呼吸,易造成口腔干燥、咽部疼痛不适,此时,应用湿纱布盖于口唇外,保持口腔湿润,减轻不适,必要时可遵医嘱予以雾化吸入或用金喉健喷咽部。

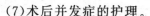

(7)术后并发症的护理。

脑出血:常在术后24～48小时内发生,当患者出现意识障碍(昏睡或烦躁)、瞳孔不等大或外形不规则、视物不清、视野缺损、血压进行性升高等症状时,提示有颅内出血可能,应及时通知医师,必要时做急诊CT或行急诊手术。如未及时发现或采取有效措施,将出现颅内血肿、脑疝甚至危及患者生命。

尿崩症和/或水电解质紊乱:由于手术对神经垂体及垂体柄有影响,术后一过性尿崩发生率较高,表现为大量排尿,每小时尿量200 mL以上,连续2小时以上,此即为尿崩症。需监测每小时尿量,准确记录出入量,合理经口、经静脉补液,必要时口服抗利尿剂如醋酸去氨升压素(弥凝),或静脉泵入垂体后叶激素控制尿量,保持出入量平衡。水电解质紊乱则可由手术损伤下丘脑或尿崩症致大量排尿引起,易造成低血钾等水、电解质紊乱,临床上每天晨监测血电解质情况,及时给予补充。

脑脊液鼻漏:由于术中损伤鞍膈所致,常发生于术后3～7天,尤其是拔除鼻腔填塞纱条后,观察患者鼻腔中有无清亮液体流出。因脑脊液含有葡萄糖,可用尿糖试纸粉色指示端检测,阳性则提示有脑脊液鼻漏(如混有血液时,也可呈现假阳性,需注意区分)。此时,患者应绝对卧床,去枕平卧2～3周。禁止用棉球、纱条、卫生纸填塞鼻腔,以防逆行感染。

垂体功能低下:由机体不适应激素的变化引起,常发生于术后3～5天。患者可出现头晕、恶心、呕吐、血压下降等症状。此时,应先查血钾浓度,与低血钾相鉴别。一般用生理盐水100 mL＋琥珀酸氢化可的松100 mg静脉滴注后可缓解。

(三)健康指导

(1)出院后患者可以正常进食,勿食刺激性强的食物及咖啡、可乐、茶类。

(2)患者应适当休息,通常1～3个月后即可正常工作。

(3)出现味觉、嗅觉减退多为暂时的,无须特殊处理,一般自行恢复。痰中仍可能带有血丝,如果量不多,属于正常情况,不需处理。

(4)注意避免感冒,尽量少到人员密集的公共场所,如超市、电影院。

(5)如果出现下列情况要考虑肿瘤复发,及时复查。一度改善的视力视野再次障碍;肢端肥大症患者血压、血糖再次升高;库欣综合征或者脸色发红,皮肤紫纹不消退或者消退后再次出现,血压升高。

(6)如出院后仍需继续服用激素,应遵医嘱逐渐减少激素用量,如出现厌食、恶心、乏力等感觉,可遵医嘱酌情增加药量。甲状腺激素可遵医嘱每2周减量

1次,在减量过程中,如果出现畏寒、心悸、心率缓慢等情况,可根据医嘱,酌情增加药量。

(7)如果出现厌食、恶心、乏力、畏寒、心悸等症状,应考虑到垂体功能低下,应及时到当地医院就诊或回手术医院复查。

(8)如果每天尿量超过3 000 mL,应考虑多尿甚至尿崩症可能。应及时去当地医院诊疗或回手术医院复查。

(9)出院后应定期复查,复查时间为术后3个月、半年和1年。

二、主要护理问题

(一)潜在并发症

(1)窒息:与术后麻醉未醒,带有气管插管有关。

(2)出血:与手术伤口有关。

(3)脑脊液鼻漏:与手术损伤鞍膈有关。

(4)垂体功能低下:与手术后一过性的激素减低有关。

(二)有体液不足的危险

与一过性尿崩有关。

(三)生活自理能力部分缺陷

与卧床及补液有关。

(四)有皮肤完整性受损的危险

与长期平卧有关。

第五章

心外科患者的护理

第一节　主动脉夹层

主动脉夹层(aortic dissection,AD)又叫主动脉夹层血肿,本病是主动脉内的血液经内膜撕裂口流入囊样变性的中层,形成夹层血肿,随血流压力的驱动,逐渐在主动脉中层内扩展,是主动脉中层的解离过程。主动脉夹层最常用的分型方法为 DeBakey 分型,根据夹层的起源及受累部位分为 3 型。Ⅰ 型:夹层起源于升主动脉,扩展超过主动脉弓到降主动脉,甚至腹主动脉,此型最多见。Ⅱ 型:夹层起源并局限于升主动脉。Ⅲ 型:病变起源于降主动脉左锁骨下动脉开口远端,并向远端扩展,可直至腹主动脉。病变涉及升主动脉的约占夹层的 2/3,即 DeBakey Ⅰ、Ⅱ 型,又称 Stanford A 型,病变不涉及升主动脉的约占夹层的 1/3,即 DeBakey Ⅲ 型,又称 Stanford B 型。以升主动脉涉及与否的 Stanford 分型有利于治疗方法的选择。主动脉夹层凶险度远远超过任何肿瘤,破裂后引起猝死,24 小时内破裂者 50% 的患者迅速死亡,1 周内死亡率 70%,1 个月内死亡率 90%,1 年内能够幸存患者不到 1%。因此,早发现、早治疗极其重要。

一、疾病特点

(一)病因

1.高血压

长期高血压可引起平滑肌细胞肥大、变性及中层坏死。

2.主动脉中层囊样退行性病变

即胶原和弹力组织退化变质,常伴囊性改变。

3.结缔组织遗传性疾病

如马方综合征。

4.医源性损伤

如安置主动脉内球囊泵,主动脉内造影剂注射误伤内膜,妊娠,严重外伤,重体力劳动也是常见原因。

5.外伤

直接外伤可引起主动脉夹层,钝挫伤可致主动脉局部撕裂、血肿而形成主动脉夹层。

(二)症状及体征

1.疼痛

为本病突出的特征性的症状,表现为突发、急起、剧烈而持续且不能耐受的疼痛,与心肌梗死不同的是疼痛逐渐加重但不如其剧烈。

2.高血压

患者因剧痛而有休克表现,焦虑不安、大汗淋漓、面色苍白、心率加速,但血压常不低或反而升高,有 $80\% \sim 90\%$ 的远端夹层和部分近端夹层有高血压。部分原有高血压患者起病后疼痛使血压更高。低血压多数是心脏压塞或急性重度主动脉瓣关闭不全所致。两侧肢体血压及脉搏明显不对称,通常高度提示主动脉夹层。

3.其他系统损害

由于夹层血肿的扩展可压迫邻近组织或波及主动脉大分支,从而出现不同的症状与体征,致使临床表现错综复杂。

(1)心血管系统:包括最常见主动脉瓣关闭不全和心力衰竭;心肌梗死;心脏压塞。

(2)其他:神经、呼吸、消化及泌尿系统均可受累,昏迷、瘫痪,声音嘶哑,胸腹腔积血,大量咯血或呕血,这种情况常在数分钟内死亡,肠坏死急腹症,急性腰痛、血尿,急性肾功能衰竭或肾性高血压,下肢缺血以致坏死。

(三)辅助检查

1.胸片

普通胸片就可以提供诊断的线索,对于急性胸背部撕裂样疼痛,伴有高血压的患者,如果发现胸片中上纵隔影增宽,或主动脉影增宽,一定要进行进一步CTA等检查,明确诊断。

2.主动脉 CTA

是目前最常用的术前影像学评估方法,其敏感性达 90%,其特异性接近 100%。CTA 断层扫描可观察到夹层隔膜将主动脉分割为真假两腔,重建图像可提供主动脉全程的二维和三维图像,其主要缺点是要注射造影剂,可能会出现相应的并发症,而主动脉搏动产生的伪影也会干扰图像和诊断。

3.主动脉 MRA

对主动脉夹层患者的诊断敏感性和特异性与 CTA 接近,磁共振所使用的增强剂无肾毒性;缺点是扫描时间较长,不适用于循环状态不稳定的急诊患者,而且也不适用于体内有磁性金属植入物的患者。

4.超声检查

无创,无须造影剂,可定位内膜裂口,显示真、假腔的状态及血流情况,还可显示并发的主动脉瓣关闭不全、心包积液及主动脉弓分支动脉的阻塞等情况。但同时也受患者的肥胖等情况限定。

(四)鉴别诊断

主动脉夹层急性期极易误诊,除与心绞痛、急性心肌梗死鉴别外,还需与急性心包炎、急性胸膜炎、肺动脉栓塞、急腹症以及急性下肢动脉栓塞鉴别。

(五)治疗

一旦疑为本病,应争分夺秒的明确诊断和治疗。主动脉夹层的治疗手段主要包括保守治疗、介入治疗和外科手术治疗。其中腔内介入修复技术丰富了主动脉夹层的治疗手段,并且使手术的创伤性减小,安全性增加。

1.非手术治疗

无论哪型 AD 均应首先进行相应的药物治疗,目的是控制疼痛、降低血压及心室收缩率,防止夹层进一步扩展或破裂及其他严重并发症的发生。通常需要应用强有力的药物,如降压药硝普钠、镇痛药吗啡等。

2.外科手术

目的是切除内膜撕裂口,防止夹层破裂所致大出血,重建因内膜片或假腔造成的血管阻塞区域的血流。孙氏手术是目前治疗 Stanford A 型夹层的主要方法。Stanford B 型急性期出现下列情况应紧急手术:动脉瘤破裂出血、进行性血胸及严重的内脏和肢体缺血、无法控制的疼痛和高血压、正规药物治疗后夹层动脉瘤进行性扩展等。手术方式包括:破口切除人工血管置换术、主动脉成形术、内膜开窗术和各种血管旁路手术等。

3.血管腔内治疗

主要针对 Stanford B 型夹层,目的是封堵主动脉内膜破口,从而消除假腔的血流,使假腔血栓形成。腔内支架治疗 Stanford B 型夹层在国内开展较为广泛,作为微创治疗的方法,可以基本替代传统的外科手术方法,成为 Stanford B 型夹层治疗的首选方法,疗效满意。

二、主动脉夹层的护理

(一)一般护理

将患者安置在 CCU,严密监测其血压、心电、呼吸、血氧饱和度;高流量吸氧4~6 L/min;绝对卧床休息,保持病房安静。加强日常生活护理,如协助洗漱、进食、大小便等;做好口腔、皮肤等护理,翻身动作宜轻柔。给予清淡易消化的半流质或软食,嘱多食水果、蔬菜等高维生素、粗纤维的食物,禁食含咖啡因等刺激性食物。忌用力排便,必要时给予通便药以保持大便通畅。

(二)迅速建立静脉通道

对于血压升高患者应用降压药物,以降低血压、减低左心室收缩力及射血速度,减少血流搏动波对主动脉壁的冲击。常用硝普钠、艾司洛尔等静脉滴注,并根据血压、心率调整滴速;对于夹层血肿破裂出血导致休克者,给予抗休克治疗,并予以输血或血浆。

(三)用药的护理

疼痛时用镇痛剂,须注意用药后的疗效及不良反应和药物成瘾性的发生;用硝普钠降低心脏前后负荷时,采用输液泵控制静脉滴速,以避免血压忽高忽低,并随时根据血压调整滴速,使收缩压降至 $13.3\sim14.6$ kPa,只要能满足脏器灌注即可。但发生休克时,应注意血压不宜降至过低,以免因有效循环血量不足引起生命危险。

(四)心理护理

由于发病突然,呈撕裂样胸痛,患者表现恐惧、焦虑,加上对监护环境及仪器的陌生及要求其绝对卧床,更增加了患者对预后的担忧。而不良的心理状态又不利于血压、心率的控制。因此,我们在抢救过程中要沉着、冷静,严禁高声喧哗。在配合有效止痛及降压治疗时加强巡视,注意观察患者的情绪变化及心理需求,并及时采取相应措施。如患者疼痛剧烈时,以亲切恰当的语言给予患者关怀和安慰,避免患者因情绪紧张而加重病情。

(五)病情观察及护理

1.疼痛的观察

突发剧烈疼痛是本病发病时最常见的症状,性质为搏动样、刀割样、撕裂样疼痛,常伴有血管迷走神经兴奋,表现为大汗淋漓、晕厥等,疼痛的部位有助于初步判断剥离的起始部位,如前胸剧痛,多发于胸主动脉近端夹层,而肩胛间区剧痛(后背痛),更多发于远端夹层。疼痛一般是沿着血管夹层分离的走向可放射至头颈、腹部、背部,累及肾动脉时常可引起腰痛。如果疼痛减轻后反复出现提示夹层分离继续扩展,疼痛突然加重则提示血肿有破溃趋势,血肿溃入血管腔,疼痛可骤然减轻,因此,护士应密切观察疼痛的强度、部位,性质等有无改变,并注意使用镇痛剂的效果。一般强效镇痛剂对主动脉夹层常常无效,但可以减轻患者的焦虑恐惧心理,使其配合治疗。

2.血压、心率的观察与护理

急性期,患者因剧痛常表现为面色苍白、四肢湿冷、脉搏快而弱、呼吸急促等休克表现,但此时血压不下降,反而升高,这种血压与休克呈不平行的关系为本病的特殊性。有效地降血压、适当抑制左心室收缩功能及镇痛是治疗的关键。为了稳定地降血压、心率,防止血压波动,静脉给药需要用输液泵控制,并根据血压、心率的变化调整药物的滴速,使收缩压维持在 $13.3 \sim 14.7$ kPa(100～110 mmHg),心率控制在60～75 次/分。如果患者突然出现低血压,常因夹层分离导致心包压塞成血肿破溃入胸腔、腹腔。因此,严密观察患者的血压、心率等变化尤为重要。在测量血压时,应左右上肢、左右下肢同时测量,并详细记录,以早期发现由于动脉内膜撕裂血肿压迫致一侧血压降低,使患者双侧肢体血压不对称的现象。

3.动脉搏动的观察

由于动脉血肿使主动脉分支(包括颈动脉在内)阻塞,应密切观察颈、肱、桡、股、足背动脉搏动的变化。如有搏动减弱、消失或两侧强弱不等,两侧血压差别较大、上下肢血压差减小或消失等,应即刻报告医师。

4.尿量的观察

主动脉夹层的患者当肾动脉受累时,可引起尿量减少,严重时,致肾小球坏死而出现肾衰竭,护士应密切观察尿量的改变,准确记录24小时液体出入量,以协助诊治。

5.神经症状的观察

由于病变累及中枢神经系统的动脉和肢体动脉,或休克可造成肢体麻木、下肢无力、感觉异常、反射消失、偏瘫、截瘫、视觉改变、精神错乱、昏迷等；肾动脉受累时肾功能不全，使硝普钠的代谢产物在体内蓄积而中毒，也会出现神经系统症状。因而护士要密切观察患者的肢体活动及反射、意识、瞳孔、末梢循环等，发现异常，及时通知医师，及时处理。

第二节 冠状动脉粥样硬化性心脏病

冠状动脉粥样硬化性心脏病是指冠状动脉发生严重粥样硬化性狭窄或阻塞，或在此基础上合并痉挛，以及血栓形成，造成管腔阻塞，引起冠状动脉供血不足、心肌缺血或心肌梗死的一种心脏病，简称冠心病。其病变发展缓慢，阻塞性病变主要位于冠状动脉前降支的上、中 1/3，其次为右冠状动脉，再次为左回旋支及左冠状动脉主干，后降支比较少见。处理原则包括内科药物治疗、介入治疗和外科治疗，应根据病情选择单种或多种方法联合治疗。外科治疗主要是应用冠状动脉旁路移植术（coronary artery bypass grafting，CABG，简称"搭桥"）。冠状动脉旁路移植物一般选用大隐静脉、乳内动脉。近年来，在心脏跳动下进行的冠状动脉旁路移植术取得很大进展，术后有 90% 以上的患者症状消失或减轻，心功能改善，可恢复工作，延长寿命。

一、疾病特点

(一)病因

1.可改变的危险因素

主要有高血压、吸烟、血脂异常、糖尿病、超重/肥胖，控制四大危险因素（高血压、吸烟、血脂异常、糖尿病）可使缺血性心血管病发病率减少 80%，重点防治高血压和戒烟可使缺血性心血管发病的危险性降低 2/3。

2.不可改变的危险因素

性别、年龄、家族史。冠心病的发作常常与季节变化、情绪激动、体力活动增加、饱食、大量吸烟和饮酒等有关。

(二)症状及体征

(1)阵发性的前胸压榨性疼痛感，主要位于胸骨后，可放射于心前区和左上肢尺侧，常发生于劳力负荷增加时，持续数分钟，休息或含服硝酸甘油后缓解。

（2）发生心肌梗死时胸痛剧烈，持续时间长（常常超过半小时），硝酸甘油不能缓解，并可有恶心、呕吐、出汗、发热，甚至发绀、血压下降、休克、心力衰竭。

（3）部分患者的症状并不典型，仅仅表现为心前区不适、心悸或乏力，或以胃肠道症状为主。

（4）可伴有全身症状，如发热、出汗、惊恐、恶心、呕吐等。

（5）心绞痛发作时可出现心音减弱，心包摩擦音，并发室间隔穿孔，乳头肌功能不全者，可于相应部位听到杂音。心律失常时听诊心律不齐。

（三）辅助检查

1.心电图

心电图是冠心病诊断中最早，最常用和最基本的诊断方法。与其他诊断方法相比，心电图使用方便，易于普及，当患者病情变化时便可及时捕捉其变化情况，并能连续动态观察和进行各种负荷试验，以提高其诊断敏感性。无论是心绞痛或心肌梗死，都有其典型的心电图变化，特别是对心律失常的诊断更有其临床价值，当然也存在一定的局限性。

2.心电图负荷试验

主要包括运动负荷试验和药物试验（如双嘧达莫，异丙肾上腺素试验等）。心电图是临床观察心肌缺血最常用的简易方法。当心绞痛发作时，心电图可以记录到心肌缺血的心电图异常表现。但许多冠心病患者尽管冠状动脉扩张的最大储备能力已经下降，通常静息状态下冠状动脉血流量仍可维持正常，无心肌缺血表现，心电图可以完全正常。为揭示减少或相对固定的血流量，可通过运动或其他方法，给心脏以负荷，诱发心肌缺血，进而证实心绞痛的存在。运动试验对于缺血性心律失常及心肌梗死后的心功能评价也是必不可少的。

3.动态心电图

动态心电图是一种可以长时间连续记录并编集分析心脏在活动和安静状态下心电图变化的方法。此技术于1947年由Holter首先运用于监测电活动的研究，所以又称Holter监测。常规心电图只能记录静息状态短暂仅数十次心动周期的波形，而动态心电图于24小时内可连续记录多达10万次左右的心电信号，可提高对非持续性异位心律，尤其是对一过性心律失常及短暂的心肌缺血发作的检出率，因此扩大了心电图临床运用的范围，并且出现时间可与患者的活动与症状相对应。

4.核素心肌显像

根据病史，心电图检查不能排除心绞痛时可做此项检查。核素心肌显像可以显示缺血区,明确缺血的部位和范围大小。结合运动试验再显像,则可提高检出率。

5.冠状动脉造影

冠状动脉造影是目前冠心病诊断的"金标准"。可以明确冠状动脉有无狭窄、狭窄的部位、程度、范围等,并可据此指导进一步治疗所应采取的措施。同时,进行左心室造影,可以对心功能进行评价。冠状动脉造影的主要指征为:①对内科治疗下心绞痛仍较重者,明确动脉病变情况以考虑旁路移植手术;②胸痛似心绞痛而不能确诊者。

6.超声和血管内超声

心脏超声可以对心脏形态,室壁运动以及左心室功能进行检查,是目前最常用的检查手段之一。对室壁瘤、心腔内血栓、心脏破裂、乳头肌功能等有重要的诊断价值。血管内超声可以明确冠状动脉内的管壁形态及狭窄程度,是一项很有发展前景的新技术。

7.心肌酶学检查

心肌酶学检查是急性心肌梗死的诊断和鉴别诊断的重要手段之一。临床上根据血清酶浓度的序列变化和特异性同工酶的升高等肯定性酶学改变,便可明确诊断为急性心肌梗死。

(四)鉴别诊断

1.隐匿型冠心病应与下列疾病鉴别

(1)自主神经功能失调:患者多表现为精神紧张和心率增快,在肾上腺素增加的患者,由于心肌耗氧增加,心电图可有 ST 段压低或 T 波倒置。服普萘洛尔 2 小时后心电图恢复正常。

(2)心肌炎、心肌病、心包病及其他心脏病,电解质失调、内分泌疾病,药物作用等均可使 ST 段及 T 波改变,但据其他临床表现不难排除。

2.心绞痛应与下列疾病鉴别

(1)心脏神经症:本病患者常诉胸痛,但为短暂的隐痛,患者常喜叹息,胸痛部位多在左胸乳房下与心尖部附近,但经常变动,症状多在疲劳之后出现,而不再疲劳的当时、轻度活动反觉舒适,有时可耐受较重的体力活动而不发生胸痛或胸闷。含服硝酸甘油无效或在 10 多分钟后见效。常伴有心悸、疲劳及其他神经衰弱的症状。

(2)肌肉、骨、关节疾病:如胸肌劳损、颈椎病、胸椎病、肩关节及周围韧带病变、肋软骨炎等,可表现为类似心绞痛症状,但这些病变都有局部压痛,疼痛常与

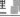

某些姿势及动作有关,局部体检及 X 线可明确诊断。

(3)胆管和上消化道病变:如食管裂口疝、贲门痉挛、胃炎、消化性溃疡、胆石症、胆囊炎等。食管裂口疝可发生于饱餐后、平卧位,坐起或行走疼痛可缓解。消化性溃疡有与进餐时间相关的规律性,且疼痛时间较长,碱性药物可以缓解。胆石症及胆囊炎疼痛亦为发作性,疼痛时常辗转不安,有局部压痛及黄疸等表现,一般不易误诊。但要注意部分患者同时有胆管疾病和心绞痛,胆绞痛又可引起心绞痛的发作,必须仔细诊断。

3.心肌梗死应与下列疾病鉴别

(1)心绞痛:疼痛性质与心肌梗死相似,但发作较频繁,每次发作历时短,一般不超过 15 分钟,发作前常有诱发因素。不伴有发热、白细胞增加、红细胞沉降率增快或血清心肌酶增高,心电图无变化或有 ST 段压低或抬高。

(2)急性心包炎:有胸闷胸痛、咳嗽、发热和呼吸困难的病史,但疼痛于深呼吸时加重,不伴休克。心电图除 aVR 导联外,多数导联有 ST 段呈弓背向下的抬高,无异常 Q 波,血清酶无明显升高

(3)急性肺动脉栓塞:肺动脉大块栓塞时,常引起胸痛、气急、休克,但有右心负荷急剧增高的表现。右心室增大,肺动脉瓣区第 2 心音亢进,三尖瓣区出现收缩期杂音,以及发热及白细胞增加。心电图示电轴右偏Ⅰ导联出现 S 波或原有 S 波加深,Ⅲ导联出现 Q 波和 T 波倒置,aVR 导联出现高 R 波,胸导联过渡区向左移,右胸导联 T 波倒置,与心肌梗死的心电图表现不同。

(4)动脉夹层动脉瘤:亦出现剧烈胸痛,似急性心肌梗死的疼痛性质,但疼痛开始即达高峰,常放射到背、肋、腹、腰及下肢。两上肢血压及脉搏可有明显差别,少数患者有主动脉关闭不全,可有下肢暂时性瘫痪或偏瘫。X 线、超声等可检测到主动脉壁夹层内的液体,可资鉴别。

(5)急腹症:急性胰腺炎、消化性溃疡穿孔、急性胆囊炎、胆石症等,患者可有上腹部疼痛及休克,可能与本病疼痛波及上腹部者相混,但急腹症多伴消化系统症状,心电图及血清酶测定有助于明确诊断。

(五)治疗原则

1.药物治疗

目的是缓解症状,减少心绞痛的发作及心肌梗死;延缓冠状动脉粥样硬化病变的发展,并减少冠心病的死亡率。规范药物治疗可以有效地降低冠心病患者的死亡率和再缺血事件的发生,并改善患者的临床症状。而对于部分血管病变严重甚至完全阻塞的患者,在药物治疗的基础上,血管再建治疗可进一步降低患

者的死亡率。

(1)硝酸酯类药物:本类药物主要有:硝酸甘油、硝酸异山梨酯(消心痛)、5-单硝酸异山梨酯、长效硝酸甘油制剂(硝酸甘油油膏或橡皮膏贴片)等。硝酸酯类药物是稳定型心绞痛患者的常规用药。心绞痛发作时可以舌下含服硝酸甘油或使用硝酸甘油气雾剂。对于急性心肌梗死及不稳定型心绞痛患者,先静脉给药,病情稳定、症状改善后改为口服或皮肤贴剂,疼痛症状完全消失后可以停药。硝酸酯类药物持续使用可发生耐药性,有效性下降,可间隔8~12小时服药,以减少耐药性。

(2)抗血栓药物:包括抗血小板和抗凝药物。抗血小板药物主要有阿司匹林、氯吡格雷(波立维)、替罗非班等,可以抑制血小板聚集,避免血栓形成而堵塞血管。阿司匹林为首选药物,维持量为每天75~100 mg,所有冠心病患者没有禁忌证应该长期服用。阿司匹林的不良反应是对胃肠道的刺激,胃肠道溃疡患者要慎用。冠脉介入治疗术后应坚持每天口服氯吡格雷,通常0.5~1年。抗凝药物包括普通肝素、低分子量肝素、璜达肝癸钠、比伐芦定等。通常用于不稳定型心绞痛和心肌梗死的急性期,以及介入治疗术中。

(3)纤溶药物:溶血栓药主要有链激酶、尿激酶、组织型纤溶酶原激活剂等,可溶解冠脉闭塞处已形成的血栓,开通血管,恢复血流,用于急性心肌梗死发作时。

(4)β受体阻滞剂:β受体阻滞剂即有治疗心绞痛作用,又能预防心律失常。在无明显禁忌时,β受体阻滞剂是冠心病的一线用药。常用药物有:美托洛尔、阿替洛尔、比索洛尔和兼有α受体阻滞作用的卡维地洛、阿罗洛尔(阿尔马尔)等,剂量应该以将心率降低到目标范围内。β受体阻滞剂禁忌和慎用的情况有哮喘、慢性气管炎及外周血管疾病等。

(5)钙通道阻滞剂:可用于稳定型心绞痛的治疗和冠状动脉痉挛引起的心绞痛。常用药物有维拉帕米、硝苯地平控释剂、氨氯地平、地尔硫䓬等。不主张使用短效钙通道阻滞剂,如硝苯地平普通片。

(6)肾素-血管紧张素-醛固酮系统抑制剂:包括血管紧张素转换酶抑制剂(ACEI)、血管紧张素Ⅱ受体阻滞剂(ARB)以及醛固酮阻滞剂。对于急性心肌梗死或近期发生心肌梗死合并心功能不全的患者,尤其应当使用此类药物。常用ACEI类药物有依那普利、贝那普利、雷米普利、福辛普利等。如出现明显的干咳的不良反应,可改用血管紧张素Ⅱ受体拮抗剂。ARB包括缬沙坦、替米沙坦、厄贝沙坦、氯沙坦等。用药过程中要注意防止血压偏低。

（7）调脂治疗：调脂治疗适用于所有冠心病患者。冠心病在改变生活习惯基础上给予他汀类药物，他汀类药物主要降低低密度脂蛋白胆固醇，治疗目标为下降到 80 mg/dL。常用药物有洛伐他汀、普伐他汀、辛伐他汀、氟伐他汀、阿托伐他汀等。最近研究表明，他汀类药物可以降低死亡率及发病率。

2.经皮冠状动脉介入治疗

经皮冠状动脉腔内成形术中应用特制的带气囊导管，经外周动脉（股动脉或桡动脉）送到冠脉狭窄处，充盈气囊可扩张狭窄的管腔，改善血流，并在已扩开的狭窄处放置支架，预防再狭窄。还可结合血栓抽吸术、旋磨术。适用于药物控制不良的稳定型心绞痛、不稳定型心绞痛和心肌梗死等。心肌梗死急性期首选急诊介入治疗，时间非常重要，越早越好。

3.冠状动脉旁路移植术（简称冠脉搭桥术）

冠状动脉旁路移植术通过恢复心肌血流的灌注，缓解胸痛和局部缺血、改善患者的生活质量，并可以延长患者的生命。适用于严重冠状动脉病变的患者，不能接受介入治疗或治疗后复发的患者，以及心肌梗死后心绞痛，或出现室壁瘤、二尖瓣关闭不全、室间隔穿孔等并发症时，在治疗并发症的同时，应该行冠状动脉搭桥术。手术的选择应该由心内、心外科医师与患者共同决策。

二、冠脉搭桥术术后护理

（一）执行外科术后护理常规。

（1）评估麻醉方式、手术方式、术中情况，以及用药情况。

（2）评估术后患者的意识状态、自理能力、疼痛、皮肤及各种安全评估。

（3）密切观察患者生命体征，意识状态、瞳孔及神志等情况。遵医嘱给予心电监护。

（4）保持呼吸道通畅，及时清理呼吸道分泌物，遵医嘱给予氧气吸入、心电监护。

（5）根据手术类型、麻醉方式及神志情况取恰当体位，注意保暖，防止受凉，并注意保护患者安全。

（6）妥善固定各种引流管并保持通畅，防止扭曲、打折、受压，防止脱落，注意观察引流液颜色、性质及量，并准确记录，出现异常及时通知医师。

（7）观察手术切口有无渗血、红肿等感染征象，敷料有无脱落，保持切口部位清洁干燥。

（8）根据医嘱及病情，合理安排输液顺序及滴速，注意营养补充和饮食情况。

根据手术性质、麻醉方式遵医嘱给予肠内或肠外营养,给予禁食不禁水、流质、半流质和普通饮食。维持患者营养、水及电解质、酸碱平衡等。

(9)禁食、留置胃管期间,生活不能自理的患者,给予患者口腔护理或协助患者进行口腔清洁,根据口腔情况选择口腔护理频次。留置尿管期间,女患者进行会阴擦洗,男患者进行尿道口擦洗。

(10)皮肤护理:应用压力性损伤评估工具定时对皮肤进行评估,按时为患者实施预防皮肤损伤的护理措施,如给予体位垫、气垫床、骨隆突处给予泡沫敷料等,防止压力性损伤的发生。

(11)休息和活动:保持病室安静,减少对患者的干扰,保证其休息。术后无禁忌,鼓励患者尽早活动,减少相关并发症发生;术后指导患者下肢运动或穿抗血栓压力带、运用下肢静脉回流泵,预防深静脉血栓形成;但对休克、极度衰弱或手术本身需要限制活动者,则不宜早期活动。

(二)执行全身麻醉后护理常规。

(1)妥善搬运、安置患者,根据医嘱连接心电监护、氧气、胃肠减压、尿袋、引流袋等,保持各管路畅通,并妥善固定。

(2)保持呼吸道通畅,麻醉未清醒前取平卧位、头偏向一侧,密切监测患者的生命体征及意识状态,每10～30分钟测量血压、脉搏、呼吸及血氧饱和度一次,可根据医嘱实施连续心电监护直至生命体征平稳。监护过程做好相关记录,发现异常及时报告医师。

(3)患者清醒后根据医嘱给予饮食或禁食水,密切观察有无恶心、呕吐、呛咳等不适。注意及时清理口腔内分泌物、呕吐物,防止舌后坠抑制呼吸。

(4)患者清醒后根据医嘱、手术部位和各专科特点决定体位。加强皮肤护理,定时翻身。

(5)做好安全护理,患者躁动时加床档或使用约束带,防止患者坠床,同时积极寻找躁动原因。

(6)密切观察患者有无反流、误吸、气道梗阻、手术部位出血等并发症发生。

(7)做好患者指导对术后仍存在严重疼痛,需带自控镇痛泵出院的患者,应教会患者及家属正确使用及护理方法。若出现镇痛泵断裂、脱落或阻塞者,及时就医。

(三)执行术后疼痛护理常规。

1.准确评估、记录疼痛

评估疼痛的部位、程度、性质、持续时间、间隔时间、疼痛表达方式、疼痛加剧/缓解的因素、疼痛对患者影响有无伴随症状等;掌握疼痛评估方法;疼痛评估方法准确,评估结果客观。同时加强对患者疼痛感受的主动询问,倾听患者主诉。

2.合理应用超前镇痛

避免术后疼痛对机体产生的不利影响。术后麻醉药物药效尚未消失时,应按计划根据医嘱及时使用镇痛药。镇痛药物使用应遵循三阶梯给药原则。

3.避免诱发或加剧术后疼痛的因素

(1)创造安静的休息环境,调节光线,减少噪声,保持适宜的温度和湿度。

(2)加强心理护理,消除患者紧张情绪,尽量使患者保持平静心情。

(3)保持良好体位,定时更换卧位,确保患者的舒适。

(4)通过躯体或精神上的活动,转移患者对疼痛的注意力,如深呼吸、腹式呼吸、播放音乐等方式。

(5)对于因胸部疼痛影响呼吸者,应协助翻身、咳嗽,拍背时应避开切口,以不影响患者疼痛为宜;患者咳痰前可先给予止痛药,以防止因疼痛不敢咳嗽导致肺部并发症发生。

4.疼痛评分

疼痛评分低于 5 分,每天评估 2 次;如评分高于 5 分,每天评估 3 次。

5.自控镇痛术(PCA)的护理常规

(1)评估患者基本情况,全面了解患者病情,除生理状况外,还需考虑患者的智力、文化水平、年龄、经济能力等,对存在 PCA 禁忌证者,应选择其他镇痛方法。

(2)护士应掌握 PCA 泵的使用方法、参数设定(负荷量、背景剂量、锁定时间、限制剂量)和镇痛药特性。

(3)实施 PCA 前,应向患者及家属解释 PCA 的作用原理及不良反应,经患者及家属同意后方可使用。使用期间做好宣教指导,指导患者正确使用 PCA 泵,避免由于知识缺乏造成患者自行给药过量或给药不及时。

(4)患者术后返回病房时,护士应与麻醉师做好交接,确保 PCA 泵运行通畅,导管固定有效,熟悉 PCA 泵常见报警原因及处理方法。

(5)使用 PCA 泵时,若经硬膜外给药,应协助患者保持正确体位,防止导管受压、牵拉、打折导致管路不通或脱出,保持导管通畅。

(6)使用静脉 PCA 泵时,尽量使用单独的静脉通路,如必须使用 PCA 静脉通路输注其他液体,应严格控制初始给药速度,防止将导管内镇痛药快速冲入体内而发生危及生命的情况。

（7）患者回病房意识清醒后，将 PCA 手柄放在患者手里，告知患者疼痛时按动手柄，护士每 30 分钟进行一次疼痛评估，以及时调整镇痛药物剂量。

（8）PCA 泵应低于患者心脏水平放置，电子 PCA 泵勿接近磁共振仪器，不可在高压氧舱内使用。

（9）PCA 泵使用期间，应密切观察用药量、药物浓度、镇痛效果及不良反应，定时监测患者呼吸情况，记录患者的镇痛治疗方案。老年患者、低血容量患者在持续使用 PCA 时将增高呼吸抑制发生率。如镇痛效果不佳，及时通知医师，酌情追加药量。

（10）预防感染：无论静脉 PCA 还是硬膜外 PCA，穿刺时严格无菌操作，穿刺点消毒密封。导管留置时间不超过 2 周，2 周后宜重新穿刺置管，如发现硬膜外腔有感染征象，应立即拔出导管，进行抗感染治疗。

（11）预防并发症：患者使用 PCA 过程中如出现皮肤瘙痒、恶心呕吐、嗜睡、呼吸抑制、腹胀便秘、尿潴留等不良反应，护士应查看用药量、浓度、速度有无异常，防止药物过量引起或加重各种不良反应；如患者出现呼吸抑制等药物不良反应时，应及时采取抢救措施并详细记录。

6.早期观察及时处理镇痛治疗产生的并发症

（1）呼吸抑制：临床表现为患者意识状态改变、嗜睡、呼吸深度减弱。接受镇痛治疗的患者应尽量行血氧饱和度监测，使用 PCA 泵镇痛的患者应定期监测生命体征，确保患者安全。

（2）尿潴留：多发生于镇痛治疗后 24～48 小时，应遵医嘱留置导尿管或静脉注射纳洛酮等。

（3）恶心呕吐：常见于用药后 4～6 小时，可遵医嘱使用甲氧氯普胺、东莨菪碱等药物治疗。

（4）腹胀便秘：对使用镇痛药物的患者应常规使用通便药。

（5）皮肤瘙痒：发生率较高，阿片类镇痛药用量增大时，发生率更高，应遵医嘱对症处理。

（6）过度镇静：硬膜外腔使用麻醉性镇痛药后还需定时进行镇静评分，根据评分结果调整镇痛药剂量。

（7）硬膜外感染：置管操作应严格无菌，每天查看置管局部并更换敷料，疑似感染时立即终止硬膜外镇痛，必要时采取相应的对症处理。

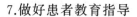

7.做好患者教育指导

止痛前后向患者讲解止痛的方法,注意事项,可能出现的并发症等;掌握正确咳嗽的方法,协助患者变换体位,减少因身体活动不当对手术切口的压力或牵拉,缓解切口疼痛。

(四)病情观察

早期动态监测血流动力学及做好记录,术后血压应控制在不低于术前血压的 2.7～4.0 kPa(20～30 mmHg),根据血压、心律和心率变化,调节药物速度和浓度。维持正常的血容量及水、电解质平衡,观察每小时尿量、尿质、颜色,记出入量,每天监测血糖。

(五)呼吸机护理

维持人工呼吸机辅助呼吸,及时清除呼吸道分泌物,改善肺通气。

(六)执行胸腔闭式引流护理常规。

1.严格无菌操作,防止感染发生

(1)保持引流装置无菌。

(2)每 24 小时更换水封瓶 1 次,当引流液超过水封瓶容量 2/3 时应及时更换。更换水封瓶时应协助患者取坐位,鼓励患者咳嗽并挤压引流管。用两把大弯血管钳夹闭胸腔引流管,距离伤口至少 10 cm,尽量减少夹闭时间。在无菌纱布保护下分离胸腔引流管与连接管。用消毒棉球沿胸腔引流管口切面向外螺旋消毒两次。在无菌纱布保护下将胸腔引流管与更换的水封瓶长管连接,用胶带固定连接处。然后松开大弯血管钳,挤压胸腔引流管,同时嘱患者深吸气后咳嗽,观察水柱波动情况。妥善固定胸腔引流管,将水封瓶固定于水封瓶架上,保持水封瓶低于患者胸部水平以下 60～100 cm,防止发生逆行感染。

(3)保持胸壁引流口处敷料清洁干燥,如有渗湿,应及时更换。

2.保持引流装置密闭,防止气体进入胸膜腔

(1)随时检查引流装置密闭情况及引流管是否衔接牢固。

(2)水封瓶保持直立,长玻璃管没入水中 3～4 cm,避免空气进入胸膜腔。

(3)妥善固定引流管,防止滑脱。

(4)若发生水封瓶被打破或接头滑脱时则应立即用血管钳夹闭或反折近胸端引流管,再行更换。如患者有气胸或胸腔引流管不断排出大量气体时,应禁止夹闭胸腔引流管,直接更换水封瓶,防止造成张力性气胸。

(5)若引流管自胸壁伤口意外脱出,应立即用手顺纹理方向捏紧引流口周围皮肤(注意不要直接接触伤口),立即通知医师处理。对于气胸的患者,应该用密

闭的无菌纱布覆盖穿刺部位,同时确保气体可以逸出。

(6)搬运患者时,保持引流管和引流瓶低于患者胸部,引流管没入液面以下 2~4 cm,尽量不要夹闭引流管。若无法保证则用双重用两把大弯血管钳夹闭引流管。夹闭引流管的同时应注意监测,若患者出现血氧降低、呼吸困难等症状则应打开夹闭的引流管恢复引流状态,并立即通知医师。

3.保持引流管通畅

(1)防止引流管受压、扭曲和阻塞,可根据水封瓶长玻璃管中水柱波动情况判断引流管是否通畅。若引流管通畅,则不推荐常规挤压引流管以防堵塞;若引流管引流不畅,则可挤压堵塞处疏通引流管;若挤压后仍引流不畅,应及时通知医师。

(2)协助患者半坐卧位,鼓励患者咳嗽和深呼吸,促进胸腔内液体和气体排出。

4.观察和记录

(1)观察患者生命体征,胸痛及呼吸困难程度,呼吸频率、节律等。

(2)观察胸腔引流管局部情况,有无红、肿、热、痛及皮下气肿等,如有异常及时通知医师。

(3)查看水封瓶密闭性,水柱波动情况(正常水柱波动 4~6 cm)。

(4)密切观察并记录引流液的量、颜色和性质。若出血量多于 100~200 mL/h且连续 3 小时,呈鲜红色,有血凝块,同时伴有脉搏增快,提示有活动性出血的可能,应及时通知医师。

5.拔管

(1)拔管指征:一般术后 72 小时,无气体、液体排出,或引流量在 100 mL 以下(脓胸、乳糜胸除外),X 线检查肺膨胀良好,即可拔管。

(2)拔管及拔管后护理:拔管时嘱患者深吸气、憋气,在吸气末复张时迅速拔管,并立即用凡士林加厚敷料封闭胸壁伤口。拔管后 24 小时内注意观察患者有无胸闷、呼吸困难、切口漏气、渗液、出血和皮下气肿等,如有异常及时通知医师。拔管后第 2 天需更换敷料。

6.健康指导

(1)指导患者深呼吸、正确咳嗽及变换体位的方法,并指导其进行呼吸功能锻炼。

(2)指导患者预防脱管的方法及活动时注意事项。

(七)体温护理

进行体温监测,体温＞38 ℃时应及时采取降温措施。低温体外循环患者应积极复温,注意保暖。

(八)用药护理

根据医嘱抗凝治疗,用药期间密切注意出血倾向,如出血、胃肠道不适等,必要时减用或暂停抗凝药,但尽量避免用凝血类药。

(九)加压包扎

弹力绷带加压包扎取血管侧肢体,并抬高 15°～30°,观察患肢皮肤颜色、温度、张力等情况。间断活动患肢,预防血栓形成。

(十)并发症观察及护理

1.低心排血量综合征

术后早期应用扩血管药,补足血容量,纠正酸中毒。一旦临床出现烦躁或精神不振、四肢湿冷、发绀、甲床毛细血管再充盈减慢、呼吸急促、血压下降、心率加快、尿量减少＜0.5 mL/(kg・h)、血气分析提示代谢酸中毒等,提示出现低心排血量综合征,应立即报告医师。

2.心律失常

以心房颤动、心房扑动和室性心律失常为主。通过监测心率的快慢、维持满意的心律,减低心肌耗氧量,维持水、电解质及酸碱平衡,给予患者充分镇静。发生心律失常可给予镁剂或利多卡因等抗心律失常药物,必要时安装临时起搏器。

3.急性心肌梗死

减少心肌氧耗,保证循环平稳。术后早期给予患者保暖有利于改善末梢循环并稳定循环,能有效防止心绞痛及降低心肌梗死再发生。

4.出血

患者引流量＞200 mL/h,持续 3～4 小时,临床上即认为有出血并发症。术后严格控制收缩压在 12.0～13.3 kPa(90～100 mmHg);定时挤压引流,观察引流液的色、质、量;静脉采血检查 ACT,使其达到基础值范围,确认肝素已完全中和。若出现大量快速出血,血压下降,应立即床旁紧急开胸止血。

5.脑卒中

术后需每小时观察记录瞳孔及对光反射,注意观察患者意识和四肢活动情况。

(十一)健康指导

(1)保持心情愉快,避免情绪过于激动。

（2）合理饮食，进食高蛋白、低脂、易消化饮食，禁忌烟酒、咖啡及辛辣刺激食物。

（3）保持大便通畅，遵医嘱服用缓泻剂，注意排便情况。

（4）应在医师指导下逐渐恢复体力活动及工作，注意劳逸结合。

（5）用药指导：①应定时、定量服用，不可随意中途停药、换药或增减药量；②注意药物的不良反应：服用阿司匹林时可出现皮下出血点或便血，服用阿替洛尔时如出现心率减慢应减量或逐渐停药；③胸部疼痛发作持续时间＞30分钟，且含药效果不佳，疼痛程度又较重，应考虑心肌梗死的发生，应迅速就近就医，以免延误治疗抢救时机。

（6）出院后每半月复查1次，以后根据病情可逐渐减为每1~2个月复查1次。

第三节 心脏瓣膜病

一、疾病特点

（一）概述

心脏瓣膜的功能是维持心内血液的正确方向，由心房流入心室及由心室流进大动脉。一旦瓣膜发生病变（纤维化增生、钙化以及粘连等），并发狭窄或闭锁不全，不但心肌逐渐代偿增生肥厚，而且可以引发血流动力学方面的变化。

心脏是人体最重要的器官之一，也是血液循环动力环节，有人把它比喻"水泵"，这个泵内有四扇"门"，随着心跳不停开启闭合。但是，这四扇"门"，受到感染、风湿、先天因素、黏液病变等，导致瓣膜形态和功能异常，达到一定程度，就会出现狭窄、钙化、撕裂、脱垂等病变。根据最新的数据统计，我国目前约有400万心脏瓣膜病患者。如果心脏四扇"门"任意一扇坏了，都将使心脏无法正常工作，甚至危及生命。目前对于中重度瓣膜病变唯一有效的方法是通过外科手术修复或是置换这扇"门"，这种手术，就是心脏瓣膜置换术，也可以通俗说成是心脏外科医师"换瓣术"。

心脏瓣膜置换术是采用由合成材料制成的人工机械瓣膜或用生物组织制成的人工生物瓣膜替换的手术，简称换瓣。生物瓣中心血流，具有良好的血流动力学特性，血栓发生率低，不必终身抗凝，但其寿命问题至今未获得满意解决，多数患者面临二次手术;机械瓣具有较高的耐力和持久性等特性,临床应用广泛,但机械瓣最大的难题是患者必须终身抗凝且潜在易发血栓栓塞和出血的可能,给患者的工作、生活带来诸多不便。故出院后患者是否能做好自我管理,对提升生活质量以及预防术后并发症有着重要的意义。

(二)心脏瓣膜病变的临床表现及手术方法

瓣膜性心脏病是二尖瓣、三尖瓣、主动脉瓣和肺动脉瓣的瓣膜因风湿热、黏液变形、退行性改变、先天性畸形、缺血性坏死、感染或创伤等出现了病变,影响血液的正常流动,从而造成心脏功能的异常,最终导致心力衰竭的单瓣膜或多瓣膜病变。此病呈现慢性发展的过程,在瓣膜病变早期可无临床症状,当出现心律失常、心力衰竭,或发生血栓栓塞事件才会出现相应的临床症状。患者常表现为活动后心慌、气短、疲乏和倦怠,活动耐力明显减低稍做运动便会出现呼吸困难(即劳力性呼吸困难),重者出现夜间阵发性呼吸困难甚至无法平卧休息。也有部分可因急性缺血坏死、急性感染性心内膜炎等发生,表现出急性心力衰竭的症状如急性肺水肿。部分二尖瓣狭窄的患者可出现痰中带有血丝及咯出大量新鲜血液。在急性左心衰竭时出现大量粉红色泡沫痰。

(三)心脏瓣膜病变分型

1.二尖瓣狭窄

二尖瓣狭窄(mitral stenosis,MS)是由各种原因使心脏二尖瓣瓣叶、瓣环等结构出现异常,造成功能障碍,造成二尖瓣开放受限,引起血流动力学发生改变(如左心室回心血量减少,左心房压力增高等),从而影响正常心脏功能而出现一系列症状。其中,由于风湿热导致的二尖瓣狭窄最为常见。风湿性瓣膜病中大约有 40% 为不合并其他类型单纯性二尖瓣狭窄。

正常二尖瓣口面积为 $4\sim6~cm^2$ 当瓣口狭窄至 $2~cm^2$,左心房压力增高,左心房增大,肌束肥厚,患者出现疲劳后呼吸困难、心悸、休息症状不明显,当瓣膜病变进一步加重狭窄至 $1~cm^2$ 左右,左心房扩大超过代偿极限,肺循环淤血。患者低于正常活动感到明显呼吸困难、心悸、咳嗽。可出现咯血、表现为痰中带血或大量咯血。当瓣膜狭窄至 $0.8~cm^2$ 左右,长期肺循环压力增高。超过右心室可代偿能力,继发右心衰竭,表现为肝大、腹水、颈静脉曲张、下肢水肿等。此时,患者除典型二尖瓣面容(口唇发绀,面颊潮红)外,面部、乳晕等部位也可以出现色素沉着。瓣膜病症状明显,造成血流动力学改变尽早手术。单纯狭窄,瓣膜成分好者可行闭式二尖瓣交界分离术或球囊扩张术。伴左心房血栓、瓣膜钙化等,需要直视下行血栓清除及人工心脏瓣膜置换术。

2.二尖瓣关闭不全

任何二尖瓣装置自身各组织结构异常或功能障碍使瓣膜在心室射血期闭合不完全,主要病因中,风湿性病变、退行性病变和缺血性病变等较多见。50%以上病例合并二尖瓣狭窄。左心室收缩,由于二尖瓣两个瓣叶闭合不全,一部分血液由心室通过二尖瓣逆向流入左心房,使排入体循环血流量减少,左心房血流量增多,压力升高,左心房前负荷增加,左心房扩大,左心室也逐渐扩大和肥厚,同时二尖瓣环也扩大,使二尖瓣关闭不全加重,左心室长期负荷加重,最终产生左心衰竭,表现为咳嗽频繁,端坐呼吸,咳白色或粉红色泡沫样痰。同时导致肺循环压力增高,最后可引起右心衰竭。表现为颈静脉曲张,肝大,腹水,下肢水肿。二尖瓣关闭不全症状明显,心功能受影响,心脏扩大应及时行手术治疗。

手术方法:二尖瓣成形术,包括瓣环重建或缩小,腱索和乳头修复及人工腱索和人工瓣环植入。此技术可以保存自身瓣膜功能,对患者术后恢复及远期预后有重大意义。腱索、乳头肌等结构和功能病变较轻。随着手术发展,经皮介入二尖瓣成形术也逐渐成为治疗瓣膜严重增厚、钙化、腱索、乳头肌严重粘连伴或不伴二尖瓣狭窄,不适于实施瓣膜成形的患者需行二尖瓣置换术。二尖瓣置换术后效果较好,但需要严格抗凝及保护心脏功能治疗。临床常使用的人工瓣膜包含机械瓣膜、生物瓣膜两类,各有优缺点,需根据实际情况选用。

3.主动脉瓣狭窄

主动脉瓣狭窄(aortic stenosis,AS)是指由于各种因素所使主动脉瓣膜和附属结构病变,致使主动脉瓣开放受限,主动脉瓣狭窄。单纯的主动脉瓣狭窄病例较少,常伴有主动脉瓣关闭不全及二尖瓣病变。正常成人主动脉瓣口面积约为$3.0~cm^2$,按照狭窄的程度可将主动脉瓣狭窄分为轻度狭窄、中度狭窄和重度狭窄。由于左心室收缩力强,代偿功能好,轻度狭窄并不产生明显血流动力学改变。但瓣膜口面积小于$1.0~cm^2$,左心室射血受阻,左心室后负荷增加,长期病变结果是左心室代偿性肥厚,单纯的狭窄左心室腔常呈向心性肥厚。早期临床表现常不明显,病情加重后常出现心悸、气短、头晕、心绞痛。心肌肥厚劳损后心肌供血不足更加明显,常呈劳力性心绞痛。心力衰竭后左心室扩大,舒张末压增高,使左心房和肺毛细血管压力也明显升高,患者出现咳嗽,呼吸困难等症状。主动脉区可闻及3~4级粗糙收缩期杂音,向颈部传导,伴或不伴有震颤。严重狭窄,出现肝大、腹水、全身水肿表现。重症者可因心肌供血不足发生猝死。主动脉瓣狭窄早期没有临床症状,部分重度主动脉瓣狭窄患者也没有明显症状,但是有猝死和晕厥潜在的风险。临床上出现心绞痛、晕厥和心力衰竭患者,病情往往迅速发展恶化,所以应该尽早实施手术治疗,切除病变瓣膜,进行瓣膜置换术,也有少部分报道用球囊扩张术,但效果差,容易造成瓣膜关闭不全和钙化赘生物脱落,导致栓塞并发症。

4.主动脉瓣关闭不全

主动脉瓣关闭不全是指瓣叶变形、增厚、钙化、活动受限不能严密闭合,主动脉瓣关闭不全不常单独存在,常合并主动脉瓣狭窄。一般可由风湿热、细菌性心内膜炎、马方综合征、先天性动脉畸形、主动脉夹层动脉瘤等引起。

主动脉瓣关闭不全左心室舒张期同时接受来自左心房和经主动脉瓣逆向回流血液,收缩力增强,并逐渐扩大、肥厚。当病变过重,超过了左心室代偿能力,则出现呼吸困难、心脏跳动剧烈、颈动脉波动加强等症状。由于舒张压降低,冠脉供血减少,加上左心室高度肥厚,耗氧量加大,心肌缺血明显,心前区疼痛也逐渐加重,最后出现心力衰竭。听诊可在胸骨左缘第三肋间闻及舒张期泼水样杂音,脉压增大。

人工瓣膜置换术是治疗主动脉瓣关闭不全主要手段,应在心力衰竭症状出现前实施。风湿热和绝大多数其他病因引起主动脉瓣关闭不全都应该实施瓣膜置换术。常用瓣膜为机械瓣膜和生物瓣膜。瓣膜修复术较少使用,不能完全消除主动脉瓣的反流。由于升主动脉动脉瘤使瓣环扩张所致主动脉瓣关闭不全,可行瓣环紧缩成形术。

(四)治疗原则

1.非手术治疗

常给予强心、利尿、补钾、抗凝、抗感染、纠正心力衰竭、营养支持等方式治疗。

2.手术治疗

手术治疗是心脏瓣膜病的根治方法,多采用人工心脏瓣膜置换或瓣膜成形术。

二、术后护理常规

(一)外科术后护理常规

见"冠状动脉粥样硬化性心脏病"的护理部分。

(二)全身麻醉后护理常规

见"冠状动脉粥样硬化性心脏病"的护理部分。

(三)术后疼痛护理常规

见"冠状动脉粥样硬化性心脏病"的护理部分。

(四)维持稳定的血流动力学

早期监测中心静脉压、动脉压、肺动脉压等,根据监测指标及病情遵医嘱补充血容量,调整正性肌力药物及扩血管药物,维护心功能。控制输液速度和量,预防发生肺水肿、左心衰竭。

(五)呼吸功能监护与护理

严格遵守呼吸机使用原则及注意事项,加强呼吸道的管理,定时翻身、拍背、吸痰,保证供氧,并观察痰液颜色、性质、量,预防肺部并发症。

(六)维持电解质平衡

瓣膜置换术后每天监测血钾情况,低血钾易造成心律失常,一般血清钾维持在 $4\sim5$ mmol/L,静脉补钾时要选择深静脉,补钾后及时复查血钾。

(七)引流液的观察

术后保持引流管的通畅,注意引流液的颜色、量及性质。如引流液过多,应考虑是否鱼精蛋白中和肝素不足。注意观察有无心脏压塞的征象,如出现心率快、血压低、静脉压高、尿量少等应及时通知医师。

(八)周围循环观察

观察肢体末梢皮肤颜色、温度变化,及时保暖。4 小时测量体温 1 次,体温过高时遵医嘱给予降温处理,观察效果。

(九)并发症观察及护理

1.瓣周瘘

瓣周瘘是瓣膜置换术后一种少见而严重的并发症。术后重点评估心功能状态,监测并控制感染。注意观察尿色、尿量,如长期为血红蛋白尿应及时报告医师,同时注意碱化尿液,防止肾衰竭。

2.心律失常

密切观察患者的心电示波及心电图变化,及早发现并纠正引发严重室性心律失常的诱因,如心肌缺血缺氧、低钾等。保持静脉通畅,备好抢救物品及药品。

3.出血

术后应用抗凝治疗期间根据化验结果(PT 值在 24 秒左右、INR 值在 $2\sim2.5$ 之间)调整用药量。密切注意出血倾向(血尿、牙龈出血、皮肤黏膜出血等),必要时减用或暂停抗凝药,但尽量避免用凝血类药。

4.栓塞及中枢神经并发症

加强巡视,严密观察意识、瞳孔、肢体疼痛、皮肤颜色的改变和肢体活动情况等。发现异常情况及时通知医师,及时发现,及时治疗。

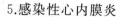

5.感染性心内膜炎

术前合理使用抗生素,术后严格无菌操作,监测体温,可疑患者进行多次重复血培养,使用抗生素时严格掌握用量及时间。

(十)健康指导

(1)养成良好生活习惯,避免紧张,保持心情舒畅。

(2)加强营养,不宜吃太咸食物,适当限制饮水,避免加重心脏负担。

(3)预防感冒及呼吸道感染,不乱用抗生素。

(4)增强体质,术后应休息半年,保持适当的活动量,避免活动量过大和劳累,如感到劳累、心慌气短,马上停止活动,继续休息。

(5)在医师指导下按时服用抗凝、强心、利尿、抗心律失常药物,并注意观察药物作用及不良反应,观察有无出血情况等,准确记录出入量。

(6)合并心房颤动或有血栓病史的患者告知其突然出现胸闷憋气等不适症状时,及时就医。

(7)定期门诊复查心电图、超声、胸部 X 线片及血化验。

第四节 先天性心脏病

先天性心脏病(先心病)是指出生时即存在的心血管异常,是胎儿时期心血管发育异常或发育障碍以及出生后应该退化的组织未能退化所造成的心血管畸形。婴幼儿最常见的心血管畸形是室间隔缺损。心血管的发生、演变和生成过程在妊娠 2~3 个月期间完成,妊娠第 5~8 周为心血管发育、演变的最活跃时期。先天性心脏病分类,见表 5-1。

一、疾病特点

(一)病因

1.胎儿周围环境及母体的因素

胎儿周围环境及母体的因素包括羊膜的病变、胎儿周围局部机械性压迫、母体的营养和维生素缺乏、母亲妊娠最初 3 个月内患病毒性感染、在妊娠早期服用某些药物,如镇静药、四环素或大量奎宁等可导致胎儿先天性畸形。

表 5-1　先天性心脏病分类

非青紫型	青紫型
左向右分流型	右向左分流型
房间隔缺损	法洛四联症
室间隔缺损	完全性大动脉错位
动脉导管未闭	
无分流型	
肺动脉狭窄	
主动脉缩窄	

2.遗传因素

同一家庭成员中,有同患先天性心脏病者,则先天性心血管畸形概率高。

3.其他因素

宫内缺氧可增加心血管畸形概率,因此高原地区动脉导管未闭及房间隔缺损的发病率较高。高剂量的放射线不仅影响孕妇,而且对妇女以后的生育均会产生影响。

(二)症状和体征

1.呼吸急促

患儿进食时吸吮乏力,吮奶未完即因气促而弃奶喘息,吸几口就停一下,满头大汗。

2.反复呼吸道感染或肺炎

这是最常见的症状,因肺部充血,轻度呼吸道感染就易引起支气管肺炎,甚至出现心功能不全等症状。

3.生长发育迟缓

由体循环血流量及血氧供应不足所致,生长发育比同龄小儿迟缓,其体重落后比身长落后更明显。

4.水肿

当发现患儿出现尿少、下肢凹陷性水肿时,则表示心力衰竭。

5.蹲踞

是婴儿先天性心脏病法洛四联症的常见表现,患儿活动量不大,走不远就感乏力,自动采取蹲下姿势或取胸膝卧位,休息片刻后再站起来活动。

6.昏厥

又称缺氧性发作。往往发生在哺乳、啼哭、排便时,因缺氧,突发呼吸困难,发绀加重,失去知觉甚至抽搐。

7.杵状指(趾)

法洛四联症经常出现,因长期缺氧指(趾)端软组织增生,使手指、足趾呈鼓槌样改变,临床上往往会在婴儿 2～3 岁后出现。

(三)治疗原则

1.非手术治疗

自愈(自然闭合),部分(20%～50%)膜部和肌部室间隔缺损能在 5 岁以内自行愈合。高位室间隔缺损不能自愈。

2.手术治疗

外科手术治疗、介入治疗。

二、先天性心脏病护理

(一)外科术后护理常规

见"冠状动脉粥样硬化性心脏病"的护理部分。

(二)麻醉后护理常规

见"冠状动脉粥样硬化性心脏病"的护理部分。

(三)术后疼痛护理常规

见"冠状动脉粥样硬化性心脏病"的护理部分。

(四)病情观察

动态监测生命体征,特别是心率、血压、神志、呼吸的变化。备好各种抢救物品及药品。

(五)体位

术后取平卧位,麻醉未清醒者头偏向一侧。术侧肢体保持伸直并制动 6～8 小时,沙袋压迫穿刺点止血 6～8 小时,并观察局部有无出血、渗血,避免沙袋移位。撤除沙袋后还需再平卧 12～24 小时。做好皮肤护理。

(六)术侧下肢的观察

24 小时内密切观察术侧下肢皮肤温度、颜色、有无肿胀、肢体血运是否良好、足背动脉搏动有无异常。

(七)静脉补液

遵医嘱给予静脉液体补充,预防低血容量的发生。

(八)进食护理

清醒后可试饮水,2 小时后可进食。

(九)并发症观察及护理

(1)封堵器脱落及异位栓塞:封堵器脱落常可进入肺循环引起患者胸痛、呼吸困难、发绀等。术后密切观察有无胸闷、气促、呼吸困难、症状,注意心脏杂音的变化。

(2)感染性心内膜炎:密切监测体温变化,严格执行无菌操作,术后遵医嘱使用抗生素。

(3)溶血:动脉导管未闭(PDA)封堵术罕见的严重并发症,多因残余分流时高速血流通过网状封堵器所致,术后密切观察患者心脏杂音的变化,睑结膜及尿液颜色,必要时送检血、尿化验,及早发现有无溶血。

(4)高血压:术后密切监测血压,适当控制液体入量,血压升高时可遵医嘱微量泵泵入硝普钠等药物,血压轻度升高可不必处理,必要时给予镇静、镇痛药。

(十)健康指导

(1)术后3个月内禁止剧烈体力活动,穿刺处1周内避免洗澡,防止出血。

(2)预防感冒,术后6个月内注意预防感染性心内膜炎。

(3)遵医嘱服药,术后定期随访复查,行心脏超声等检查,观察患者肺血流改变和封堵器形态、结构有无变化。

第六章

普外科患者的护理

第一节　甲状腺疾病

甲状腺疾病甲状腺分左、右两叶,覆盖并附着于甲状软骨下方的器官两侧,中间以峡部相连,由内、外两层被膜包裹,手术时分离甲状腺即在此两层被膜之间进行。在甲状腺背面、两层被膜的间隙内,一般附有 4 个甲状旁腺。成人甲状腺重约 30 g,正常者进行颈部检查时,既不能清楚地看到,也不易摸到甲状腺。由于甲状腺借外层被膜固定于气管和环状软骨上,还借两叶上极内侧的悬韧带悬吊于环状软骨,所以做吞咽动作时,甲状腺随之上下移动,临床上常以此鉴别颈部肿块是否与甲状腺有关(图 6-1)。

甲状腺的血液供应非常丰富,主要来自两侧的甲状腺上、下动脉。甲状腺有 3 条主要静脉,即甲状腺上、中、下静脉。甲状腺的淋巴液汇入颈深淋巴结。甲状腺的神经支配来自迷走神经,其中,喉返神经穿行于甲状腺下动脉的分支之间,支配声带运动,喉上神经的内支(感觉支)分布于喉黏膜,外支(运动支)支配环甲肌,与甲状腺上动脉贴近走行,使声带紧张。

甲状腺有合成、贮存和分泌甲状腺素的功能。甲状腺素的主要作用是:①加快全身细胞利用氧的效能,加速蛋白质、糖类和脂肪的分解,全面增高人体的代谢,增加热量的产生。②促进人体的生长发育,在出生后影响脑与长骨的生长、发育。

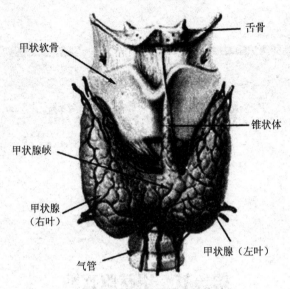

图 6-1　甲状腺的解剖结构

一、单纯性甲状腺肿

(一)概述

单纯甲状腺肿发病率 5％，甚至更高，女性好发，缺碘是主要原因。由于离海远的山区饮水和食物中含碘量低，发病者较多，故常称为地方性甲状腺肿。在缺乏碘而仍需甲状腺功能维持身体需要的前提下，垂体前叶促甲状腺激素的产生就增加，导致甲状腺代偿性肿大。病变早期为弥漫性肿大，随着增生和再生反复出现，会出现结节；晚期部分腺泡坏死、出血、囊性变、纤维化、钙化等，可出现质地不等、大小不一的结节，称为结节性甲状腺肿。

除甲状腺素的合成原料碘缺乏外，当机体对甲状腺激素的需要量较正常增高，或其他原因导致甲状腺素合成和分泌障碍时，也会引起甲状腺肿大。前者常见于青春期、妊娠期、绝经期、创伤或感染患者；后者原因众多，可以是大脑皮质- 下丘脑- 垂体前叶- 甲状腺系统任意环节的失调。两者与地方性甲状腺肿的主要不同是，后者往往腺体肿大很突出，并多发生在地方性甲状腺肿的流行区。

(二)护理评估

1.健康史

评估时应询问患者的年龄、月经生育史、创伤感染情况和居住史，如是否居住于远离海的山区，以及饮食习惯。如是否不吃海带、紫菜等海产品，或者有海产品过敏或禁忌。据报道，卷心菜、花生、菠菜、大豆、豌豆、萝卜等食物可抑制甲状腺素的合成,经常大量进食,亦能导致甲状腺肿大。

2.临床表现

局部表现为主,颈部增粗,颈前肿块。一般无全身症状,基础代谢率正常。甲状腺可有不同程度的肿大,早期两侧呈弥漫性肿大,表面光滑,质地软,可随吞咽上下移动;随后可触及单个或多个结节,增长缓慢。较大腺体压迫周围器官或组织出现压迫症状,可表现为呼吸困难、气管软化、声音嘶哑或吞咽困难。胸骨后甲状腺肿易压迫气管和食管。

3.辅助检查

(1)甲状腺摄 ^{131}I 率测定:缺碘性甲状腺肿可出现摄碘量增高,但吸碘高峰一般正常。

(2)B超检查:有助于发现甲状腺内囊性、实质性或混合性多发结节的存在。

(3)颈部 X 线检查:可发现不规则的胸骨后甲状腺肿及钙化的结节,还能确定有无气管受压、移位及狭窄的程度。

(4)细针穿刺细胞学检查:病变性质可疑时,可行细针穿刺细胞学检查以确诊。

(三)护理问题

1.焦虑

与疾病、担心手术预后等因素有关。

2.知识缺乏

缺乏进食加碘食盐或含碘丰富的食品的有关知识。

3.疼痛

与手术引起的组织损伤有关。

(四)护理目标

(1)患者紧张情绪缓解或减轻,积极配合手术。

(2)患者能够叙述相关知识。

(3)患者疼痛减轻或消失。

(五)护理措施

1.一般护理

(1)皮肤的准备:男性患者刮胡须,女性患者发髻低需要理发。

(2)胃肠道的准备:术前禁食 8～12 小时,禁水 4～6 小时。

(3)体位训练:术前指导患者进行头颈过伸位的训练。

2.心理护理

针对患者术前紧张和担心手术预后进行心理护理。

(1)讲解手术的必要性。

(2)讲解此手术为外科中等手术,手术医师经验丰富。

(3)讲解手术及麻醉方式。

(4)讲解过于紧张会影响手术的进行及麻醉效果。

(5)请手术已经康复的患者与之交流经验体会。

(6)调动社会支持体系,给患者予以协助和鼓励。

3.术后护理

主要针对术后并发症。

(1)出血:术后48小时内出现,表现为颈部迅速肿大、呼吸困难、烦躁不安,甚至窒息;伤口渗血或出血。护理如下:①预防术后出血。适当加压包扎伤口敷料。予半坐卧位,减轻术后颈部切口张力。避免大声说话、剧烈咳嗽,以免伤口裂开、出血。术后6小时内进食温凉流质、半流质饮食,避免进过热饮食,减少伤口部位充血。②观察伤口渗血情况及颈后有无渗血;观察患者呼吸情况,有无呼吸困难;观察患者颈部情况,有无颈部肿大。床旁备气管切开包,如发生出血,应立即剪开缝线,消除积血,必要时送手术室止血。

(2)呼吸困难和窒息:表现为颈部压迫感、紧缩感或梗阻感,还可表现为进行性呼吸困难、呼吸费力、烦躁、发绀及气管内痰鸣音。护理如下:①术后24~48小时严密观察病情变化。每2小时测量血压、脉搏、呼吸1次,观察伤口敷料及引流管引流液的情况,尤应注意颈部敷料有无渗血。②预防术后出血。适当加压包扎伤口敷料。予半坐卧位,减轻术后颈部切口张力。避免大声说话、剧烈咳嗽,以免伤口裂开出血。术后6小时内进食温凉流质、半流质饮食,避免进过热饮食,减少伤口部位充血。③保持呼吸道通畅。指导患者有效咳嗽、排痰的方法并示范,即先深吸一口气,然后用手按压伤口处,快速用力将痰咳出,但避免剧烈咳嗽,以免伤口裂开。痰液黏稠不易排出时,给予雾化吸入,每天2~3次,并协助患者翻身叩背,促进痰液排出。④及时处理:发现患者有颈部紧缩感和压迫感、呼吸困难、烦躁不安、心动加速、发绀时,应立即检查伤口。如果是出血引起,立即就地松开敷料,剪开缝线,敞开切口,迅速除去血肿;如血肿清除后患者呼吸仍无改善,则应立即施行气管切开,并予吸氧;待患者情况好转后,再送手术室进行进一步检查止血和其他处理。⑤术前常规在床旁准备气管切开包和抢救药品。⑥手术后如近期出现呼吸困难,宜先试行插管,插管失败后再做气管切开。

（3）喉返神经损伤：可分暂时性（2/3 以上的患者是暂时性损伤）和持久性损伤两种，评估患者有无声音嘶哑、失声。如果症状出现，注意给予安慰和解释，减轻其恐惧和焦虑，使其积极配合治疗。同时，应用促进神经功能恢复的药物，结合理疗、针灸，促进声带功能的恢复（暂时性损伤可在术后几周内恢复功能）。注意声带的休息，避免不必要的谈话。在后期要多与患者交流，并要求患者尽量用简短的语言回答或点头，亦可使用写字板，鼓励患者自己说出来，提高其自信心，促进声带功能的恢复。

（4）喉上神经损伤：喉上神经外支损伤可引起环甲肌瘫痪，使声带松弛，患者发音产生变化，常感到发音弱、音调低、无力、缺乏共振，最大音量降低。喉上神经内支损伤可使咽喉黏膜的感觉丧失，易引起误咽，尤其是喝水时出现呛咳。要指导患者取坐位进食，或进半固体饮食。一般理疗后可恢复。

（5）甲状旁腺功能减退：可出现低血钙，表现为面部、口唇周围及手、足针刺感及麻木感或强直感，还可表现为畏光、复视、焦虑、烦躁不安。重者可有面肌和手足阵发性痛性痉挛，甚至喉、膈肌痉挛，出现呼吸困难和窒息。血清钙低于正常。但只要有一枚良好的甲状旁腺保留下来，就可维持甲状旁腺的正常功能，故临床上出现严重的手足抽搐者并不多见。其发生率与甲状腺手术范围及以往手术次数直接相关。如果出现症状，护理上需注意以下事项。①限制含磷较高的食物：如牛奶、瘦肉、蛋类、鱼类。②症状轻者，可口服葡萄糖酸钙 2～4 g，每天3 次，2～3 周后损伤的甲状旁腺代偿性增生，症状消失；症状较重者或长期不能恢复者加服维生素 D，每天5 万～10 万 U，促进钙在肠道中的吸收。口服二氢速固醇（AT10）油剂，有提高血清钙含量的特殊作用，从而降低神经肌肉的应激性，效果最好。③抽搐发作：注意患者安全，医护人员不要用手强力按压患者制止抽搐发作，避免受伤。

4.健康教育

（1）在甲状腺肿流行地区推广加碘食盐：告知居民勿因价格低廉而购买和食用不加碘食盐。日常烹调使用加碘食盐，每 10～20 kg 食盐中均匀加入碘化钾或碘化钠 1 g 即可满足人体每天的需碘量。

（2）告知患者碘是甲状腺素合成的必需成分：食用高碘含量食品有助于增加体内甲状腺素的合成，改善甲状腺肿大症状。鼓励进食海带、紫菜等含碘丰富海产品。

二、甲状腺功能亢进

(一)概述

1.病因

甲状腺功能亢进(简称甲亢)的原因尚未完全明了,目前多认为它是一种自身免疫性疾病。此外,情绪、应激等因素也被认为对其发病有重要影响。

2.分类

(1)原发性甲状腺功能亢进症(Grave病、突眼性甲状腺肿或者毒性甲状腺肿):最常见,多发于20~40岁,女性较男性发病率高。甲状腺呈弥漫性肿大、对称,有突眼征。

(2)继发性甲状腺功能亢进症:少见,多发于40岁以上,甲状腺肿大呈结节性、不对称,一般无突眼。

(3)高功能腺瘤是继发性甲状腺功能亢进症的特殊类型:少见,多为单发,无突眼。

(二)护理评估

1.健康史

(1)患者的年龄、性别。

(2)患者是否有情绪急躁、容易激动、失眠、两手颤动、怕热、多汗、食欲亢进而体重减轻、消瘦、心悸、胸闷、脉快有力(每分钟脉率在100次以上,休息和睡眠时快)、月经失调等症状。

(3)是否进行过甲状腺手术或者放疗。

(4)甲状腺功能亢进症的药物治疗情况。

(5)患者及其家属对疾病的认识以及心理反应。

2.临床表现

(1)代谢率增高的表现:食欲亢进、食量大,但反见消瘦、体重下降;多汗、不耐热;紧张、神经过敏、手细颤;心律失常和心悸;皮肤毛发柔弱,易脱落;腹泻。

(2)性格的改变:烦躁易激惹。情绪波动大,可表现为时而兴奋,时而抑郁。言语及动作速度加快。

(3)心血管系统功能改变:患者主诉心悸、心慌。脉快有力,多在每分钟100次以上,休息和睡眠时亦快。脉压增大,常>5.3 kPa(40 mmHg)。脉率增快和脉压的增大为重要临床表现。可作为判断病情程度和治疗效果的重要标志。

(4)内分泌紊乱:月经失调、不孕、早产等。

(5)眼征:瞬目减少,辐辏运动减弱,眼球内聚困难。突眼征:由于液体积聚在眼眶,球后水肿,造成眼球突出,但并非必然存在。突眼的严重程度与甲状腺功能亢进症的严重程度无明显关系。继发于结节性甲状腺肿的甲状腺功能亢进症患者多无突眼征。通常治疗不会改善。

3.辅助检查

(1)基础代谢率(BMR)测定:BMR＝脉率＋脉压－111。BMR 正常为±10%,增高至＋20%～＋30%为轻度甲状腺功能亢进症,＋30%～＋60%为中度甲状腺功能亢进症,＋60%以上为重度甲状腺功能亢进症。

(2)甲状腺摄碘率的测定:给受试者一定剂量的放射性^{131}I,再探测甲状腺摄取^{131}I的程度,可以判断甲状腺的功能状态。正常甲状腺 24 小时摄碘量为人体总量的 30%～40%,如果在 2 小时内甲状腺的摄碘量超过了人体总量的 25%,或在 24 小时内超过了人体总量的 50%,且吸碘高峰提前出现,都提示有甲状腺功能亢进症。注意如果患者在近 2 个月内吃含碘较高的食物如海带、紫菜或服用含碘药物如甲状腺素片、复方碘溶液等,需停药 2 个月才能做试验,否则影响检测效果。

(3)血清 T_3、T_4 测定:甲状腺功能亢进症时 T_3 可高出正常值 4 倍左右,T_4 高出正常 2.5 倍。

(4)B 超:甲状腺呈弥漫性或结节性肿大。

(5)心电图(ECG):显示心动过速或心房颤动,P 波和 T 波改变。

(三)护理问题

(1)焦虑:与担心疾病及手术预后等因素有关。

(2)活动无耐力:与代谢率增高、氧的供应不能满足机体需要有关。

(3)睡眠形态紊乱:与无法耐受炎热、大汗或性情急躁等因素有关。

(4)营养失调,低于机体需要量:与代谢率增高有关。

(5)疼痛:与手术引起的组织损伤有关。

(6)潜在并发症:出血、呼吸困难或窒息、喉返神经损伤、喉上神经损伤、甲状旁腺损伤、甲状腺危象等。

(四)护理目标

(1)患者紧张情绪缓解或减轻,积极配合手术。

(2)患者活动能力逐渐增强,能满足自我护理要求或患者日常需求得到满足。

（3）患者能得到充足的休息和睡眠。

（4）患者甲状腺功能亢进症症状得到控制，体重增加。

（5）患者疼痛减轻或消失。

（6）患者病情变化能够被及时发现和处理。

（五）护理措施

1.一般护理

（1）皮肤的准备：男性患者刮胡须，女性患者发髻低需要理发。

（2）胃肠道的准备：术前禁食 8～12 小时，禁水 4～6 小时。

（3）体位训练：术前指导患者进行头颈过伸位的训练。

（4）术前药物准备。用药目的是降低甲状腺功能和基础代谢率，控制甲状腺功能亢进症症状，减轻甲状腺肿大及充血。先使用硫氧嘧啶类抗甲状腺药物，待基础代谢率正常后加用碘剂，适用于重度甲状腺功能亢进症患者。硫氧嘧啶类药物主要抑制甲状腺素分泌，但能使甲状腺肿大、充血。加用碘剂可以抑制甲状腺素的释放，并能使腺体缩小、变硬，减少充血，利于手术。常用碘剂为饱和碘化钾熔液，或用 Lugol 溶液。服用方法有二：①增量法，常用的碘剂是复方碘化钾溶液，每天 3 次，第 1 天每次由 3 滴开始，逐天每次递增 1 滴，至每次 16 滴为止。然后，维持此剂量至手术。②恒量法：10 滴，每天 3 次；4～5 滴，每天3次。给抗甲状腺药物和碘剂时，多需2～3周或以上方可手术。为缩短术前准备时间，目前常给普萘洛尔口服，替代抗甲状腺药物和碘剂做药物准备。

用药注意事项：①硫氧嘧啶类药物的突出不良反应是白细胞和粒细胞减少。当发现患者有咽痛、发热、皮疹等主诉或症状时，应及时与医师联系，进一步检查分析是否需要停药。②服用碘剂时要将碘溶液滴在水、果汁、牛奶里，并用吸管饮用，以减少碘液的不良味道和对黏膜的刺激及牙齿的损害。切忌将浓的碘剂直接滴入口腔，以免灼伤口腔黏膜，刺激口腔和胃黏膜引起恶心、呕吐、食欲缺乏等，且要强调一定要按剂量服用。③碘剂不能单独治疗甲状腺功能亢进症，仅用于手术前的准备。因为碘剂只能抑制甲状腺激素的释放，而不能抑制其合成。因此，一旦停药，贮存于甲状腺滤泡内的甲状腺球蛋白分解，大量甲状腺激素释放到血液，使甲状腺功能亢进症症状加重。④使用普萘洛尔的禁忌证为心脏束支传导阻滞、支气管哮喘。对使用普萘洛尔的患者应监测心率。发现心率低于 60 次/分时，应及时提醒医师停药。

2.心理护理

针对术前紧张和担心手术预后进行心理护理。多与患者交谈，消除患者的顾虑和恐惧心理,向患者讲解甲状腺功能亢进症是一种可治愈的良性疾病。安排通风良好、安静的休息环境,指导患者减少活动,适当卧床,以免体力消耗。限制探视,避免过多外来刺激,使患者情绪稳定。

3.术后并发症的护理

(1)出血:术后48小时内出现,表现为颈部迅速肿大、呼吸困难、烦躁不安,甚至窒息;伤口渗血或出血。护理如下。①预防术后出血:适当加压包扎伤口敷料。给予半坐卧位,减轻术后颈部切口张力。避免大声说话、剧烈咳嗽,以免伤口裂开出血。术后6小时内进食温凉流质、半流质饮食,避免进过热饮食,减少伤口部位充血。②观察伤口:观察伤口渗血情况及颈后有无渗血;观察患者呼吸情况,有无呼吸困难;观察患者颈部情况,有无颈部肿大。如发生出血,应立即剪开缝线,清除积血,必要时送手术室止血。③观察伤口引流管颜色、性质、量,并准确记录。如有异常,及时通知主管医师。

(2)呼吸困难和窒息。表现为颈部压迫感、紧缩感或梗阻感,还可表现为进行性呼吸困难、呼吸费力、烦躁、发绀及气管内痰鸣音。护理如下:①观察病情。术后24~48小时严密观察病情变化,每2小时测量血压、脉搏、呼吸1次,观察伤口敷料及引流管引流液的情况,尤应注意颈部敷料有无渗血。②预防术后出血:适当加压包扎伤口敷料。给予半坐卧位,减轻术后颈部切口张力。避免大声说话、剧烈咳嗽,以免伤口裂开出血。术后6小时内进食温凉流质、半流质饮食,避免进过热饮食,减少伤口部位充血。③保持呼吸道通畅:指导患者有效咳嗽、排痰的方法并示范,即先深吸一口气,然后用手按压伤口处,快速用力将痰咳出,但避免剧烈咳嗽,以免伤口裂开。痰液黏稠不易排出时,给予雾化吸入,每天2~3次,并协助患者翻身叩背,促进痰液排出。④及时处理:发现患者有颈部紧缩感和压迫感、呼吸困难、烦躁不安、心动加速、发绀时,应立即检查伤口。如果是出血引起,立即就地松开敷料,剪开缝线,敞开切口,迅速除去血肿;如血肿清除后患者呼吸仍无改善,则应立即施行气管切开,并予吸氧;待患者情况好转后,再送手术室进行进一步检查止血和其他处理。⑤术前常规在床旁准备气管切开包和抢救药品。⑥手术后如近期出现呼吸困难,宜先试行插管,插管失败后再做气管切开。

(3)喉返神经损伤:可分暂时性(2/3以上的患者是暂时性损伤)和持久性损伤两种,评估患者有无声音嘶哑、失声。如果症状出现,注意给予安慰和解释,减轻其恐惧和焦虑,使其积极配合治疗。同时,应用促进神经功能恢复的药物,结合理疗、针灸,促进声带功能的恢复(暂时性损伤可在术后几周内恢复功能)。注意声带的休息,避免不必要的谈话。在后期要多与患者交流,并要求患者尽量用简短的语言回答或点头;亦可使用写字板,鼓励患者自己说出来,提高其自信心,促进声带功能的恢复。

(4)喉上神经损伤:可引起环甲肌瘫痪,使声带松弛,患者发音产生变化,常感到发音弱、音调低、无力、缺乏共振,最大音量降低。喉上神经内支损伤可使咽喉黏膜的感觉丧失,易引起误咽,尤其是喝水时出现呛咳。要指导患者取坐位进食,或进半固体饮食。一般理疗后可恢复。

(5)甲状旁腺功能减退:可出现低血钙,表现为面部、口唇周围及手、足针刺感及麻木感或强直感,还可表现为畏光、复视、焦虑、烦躁不安。重者可有面肌和手足阵发性痛性痉挛,甚至喉、膈肌痉挛,出现呼吸困难和窒息。查血清钙低于正常。但只要有一枚良好的甲状旁腺保留下来,就可维持甲状旁腺的正常功能,故临床上出现严重的手足抽搐者并不多见。其发生率与甲状腺手术范围及以往手术次数直接相关。如果出现症状,护理上需注意以下事项:①限制含磷较高的食物,如牛奶、瘦肉、蛋类、鱼类。②症状轻者可口服葡萄糖酸钙2~4 g,每天3次,2~3周后损伤的甲状旁腺代偿性增生,症状消失;症状较重者或长期不能恢复者加服维生素 D,每天5万~10万 U,促进钙在肠道中的吸收。口服二氢速固醇油剂,有提高血清钙含量的特殊作用,从而降低神经肌肉的应激性,效果最好。③抽搐发作时,注意患者安全,医护人员不要用手强力按压患者制止抽搐发作,避免受伤。

(6)甲状腺危象:原因尚不清楚。表现为术后 12~36 小时内出现高热、脉快且弱(>120 次/分)、烦躁、谵妄,甚至昏迷,常伴恶心、呕吐。如果症状出现,要及时处理:①物理或药物降温,必要时可用冬眠药,使其体温维持在 37 ℃左右。②吸氧:减轻组织缺氧。③静脉输入大量葡萄糖溶液:降低循环血液中的甲状腺激素水平。④烦躁不安、谵妄者,注意患者安全,防止外伤。⑤遵医嘱用药:口服复方碘化钾溶液3~5 mL。紧急时用 10%碘化钠溶液 5~10 mL 加入 10%葡萄糖溶液 500 mL 中静脉滴注;氢化可的松,每天200~400 mg,分次静脉滴注,拮抗应激;利舍平 1~2 mg,肌内注射或普萘洛尔 5 mg 加入 10%葡萄糖溶液 100 mL中静脉滴注,以降低周围组织对儿茶酚胺的反应。镇静剂常用苯巴比妥钠 100 mg 或冬眠合剂 Ⅱ 号半量,肌内注射,6~8 小时 1 次;右心衰竭者加用洋地黄制剂。⑥提供心理支持,减轻恐惧和焦虑,促进症状缓解。

4.健康教育

(1)用药指导:说明甲状腺功能亢进症术后继续服药的重要性并督促执行。

教会患者正确服用碘剂的方法,如将碘剂滴在饼干、面包等固体食物上,一并服下,以保证剂量准确。

(2)复诊指导:嘱咐出院患者定期至门诊复查,了解甲状腺的功能,出现心悸、手足震颤、抽搐等情况时,及时就诊。

三、甲状腺腺瘤

(一)概述

甲状腺腺瘤是最常见的甲状腺良性肿瘤,多见于 40 岁以下的女性,病理上可分为滤泡状和乳头状囊性腺瘤两种,前者较常见。乳头状囊性腺瘤少见,不易与乳头状腺癌区别。腺瘤周围有完整的包膜。

(二)护理评估

1.健康史

(1)患者的年龄。

(2)肿物生长速度。

(3)有无压迫症状。①压迫气管:导致呼吸困难。②压迫食管:可致吞咽困难。③压迫静脉:表现为面部淤血、发绀、水肿、浅表静脉曲张。④压迫神经:喉返神经受压,可引起声带麻痹、声音嘶哑。

2.临床表现

多为单发,表面光滑,边界清,随吞咽上下活动,多无不适,生长缓慢。肿块较大时可有压迫症状。多为实性,部分为囊性,当囊壁血管破裂发生囊内出血时,肿块迅速增大,伴局部胀痛。

3.辅助检查

(1)颈部 B 超:用来测定甲状腺肿物的大小及其与周围组织的关系。

(2)穿刺细胞学检查:用以明确甲状腺肿块的性质。

(三)护理问题

(1)焦虑:与担心手术及预后有关。

(2)疼痛:与手术引起的组织损伤有关。

(四)护理目标

(1)患者紧张情绪缓解或减轻,积极配合手术。

(2)患者疼痛减轻或消失。

（五）护理措施

1.术前护理

(1)皮肤的准备：男性患者刮胡须，女性患者发髻低需要理发。

(2)胃肠道的准备：术前禁食 8～12 小时，禁水 4～6 小时。

(3)体位训练：术前指导患者进行头颈过伸位的训练。

2.心理护理

针对患者术前紧张和手术预后进行心理护理。

(1)讲解手术的必要性，若不进行手术治疗，则有恶变的可能。

(2)讲解此手术为外科中等手术，手术医师经验丰富。

(3)讲解手术及麻醉方式。

(4)讲解过于紧张影响手术的进行及麻醉效果。

(5)请手术已经康复的患者与之交流经验体会。

(6)调动社会支持体系给患者予协助和鼓励。

3.术后护理

同单纯性甲状腺肿术后护理。

4.健康教育

术后多做吞咽动作，防止颈前肌粘连；伤口拆线后适当进行颈部运动，防止瘢痕挛缩。定期门诊复查。

四、甲状腺癌

（一）概述

甲状腺癌是最常见的甲状腺恶性肿瘤，发病率因国家和地区而不同，在我国约占全身恶性肿瘤的 1%，近年有增长趋势，女性多见。发病年龄不同于一般肿瘤多发于老年人的特点，此病从儿童到老年人都可发生，青壮年占大多数。

（二）护理评估

1.健康史

(1)患者的性别、年龄。

(2)肿物生长速度。

(3)有无压迫症状：呼吸困难、吞咽困难、声音嘶哑、面部淤血、发绀、水肿、浅表静脉曲张等。

2.临床表现

肿块特点是质硬、不规则、边界不清，随吞咽活动度差。局部淋巴结转移时伴有颈部淋巴结肿大。晚期常因压迫邻近组织如喉返神经、气管、食管、交感神经节而出现相应的压迫症状。

3.辅助检查

(1)颈部 B 超检查:用来测定甲状腺肿物的大小及其与周围组织的关系。

(2)放射性同位素扫描:多为冷结节或凉结节。

(3)CT/MRI 检查:能更清楚地定位病变范围及淋巴结转移灶。

(4)穿刺细胞学检查:用以明确甲状腺肿块的性质。

4.心理社会因素

近期有无心理应激,如家庭生活、工作等方面。

(三)护理问题

(1)焦虑:与甲状腺肿块性质不明、担心手术及预后有关。

(2)知识缺乏:缺乏甲状腺手术术前、术后康复知识。

(四)护理目标

(1)患者焦虑减轻,舒适感增加,积极配合治疗。

(2)患者能够叙述相关知识。

(五)护理措施

1.一般护理

(1)皮肤的准备:男性患者刮胡子,女性患者发髻低需要理发。

(2)胃肠道的准备:术前禁食 8～12 小时,禁水 4～6 小时。

(3)体位训练:术前指导患者进行头颈过伸位的训练。

2.心理护理

针对患者术前紧张和担心手术预后进行心理护理。

(1)讲解手术的必要性,若不进行手术治疗,则病情有恶化的可能。

(2)讲解此手术为外科中等手术,手术医师经验丰富。

(3)讲解手术及麻醉方式。

(4)讲解过于紧张影响手术的进行及麻醉效果。

(5)请手术已经康复的患者与之交流经验体会。

(6)调动社会支持体系,给患者予协助和鼓励。

3.术后护理

除不会发生甲状腺危象外,其余同甲状腺功能亢进术后护理。

4.健康教育

(1)甲状腺全部切除的患者需终身服用甲状腺制剂以满足机体对甲状腺素

的需要。常用的甲状腺制剂有甲状腺素片、左甲状腺素等。要使患者了解不正确的用药可导致严重心血管并发症。指导患者：①每天按时服药。②出现心慌、多汗、急躁或畏寒、乏力、精神萎靡不振、嗜睡、食欲减退等体内甲状腺激素过多或过少表现时，应及时就诊，以便调整剂量。③不随意自行停药或变更剂量。④随年龄变化，药物剂量有可能需要调整，故最好至少每年到医院复查1次。

(2)不同病理类型的甲状腺癌患者的预后有明显差异，乳头状腺癌恶性程度低，预后较好。指导患者调整心态，积极配合后续治疗。

五、甲状腺结节

(一)概述

甲状腺结节是指在甲状腺内出现的肿块，临床上是一种常见病证，可由甲状腺各种疾病引起，因而怎样区分结节的良、恶性，对如何选择治疗方案有其重要意义。儿童时期出现的甲状腺结节50%为恶性。发生于年轻男性的单发结节，也应警惕恶性的可能。如果患者突然出现甲状腺结节，且短期内发展较快，则恶性的可能性较大，但有些早已存在的乳头状囊性腺瘤，常因重体力劳动或剧烈咳嗽而发生囊内出血时，短期内可迅速增大，应加以区分，后者病变局部常有胀痛感。

(二)护理评估

1.健康史

(1)患者的性别、年龄。

(2)结节生长速度。

(3)有无压迫症状。

2.临床表现

甲状腺单个孤立结节比多个结节的恶性机会大。触诊时，良性腺瘤表面平滑，质地较软，随吞咽移动度大；而腺癌常表现为不平整，质地较韧，随吞咽移动度较小，可同时触及颈部肿大的淋巴结。有时腺癌结节很小，而同侧已有肿大的淋巴结。

3.辅助检查

(1)核素扫描：单个冷结节恶性的可能性较大；温结节多为良性腺瘤，癌的概率较小；热结节则几乎为良性。

(2)B超检查：能测定甲状腺结节大小及数目，可区分甲状腺结节为实质性肿块、囊肿或囊实性，因此，可弥补放射性核素扫描检查的不足。如扫描为冷结节、超声检查为囊性者,则恶性的可能性大大减低。此外,还可经超声定位指导针吸活检。

(3)穿刺细胞学检查:是明确甲状腺结节性质的有效方法。细胞学检查结果阴性,则 90% 为良性。

(三)护理问题

(1)焦虑:与担心甲状腺肿块性质、预后等因素有关。

(2)疼痛:与手术引起的组织损伤有关。

(四)护理目标

(1)患者焦虑减轻,舒适感增加,积极配合治疗。

(2)患者疼痛减轻或消失。

(五)护理措施

1.一般护理

(1)皮肤的准备:男性患者刮胡子,女性患者发髻低需要理发。

(2)胃肠道的准备:术前禁食 8~12 小时,禁水 4~6 小时。

(3)体位训练:术前指导患者进行头颈过伸位的训练。

2.心理护理

针对患者术前紧张和担心手术预后进行心理护理。

(1)讲解手术的必要性,若不进行手术治疗,病情有恶化的可能。

(2)讲解此手术为外科中等手术,手术医师经验丰富。

(3)讲解手术及麻醉方式。

(4)讲解过于紧张影响手术的进行及麻醉效果。

(5)请手术已经康复的患者与之交流经验体会。

(6)调动社会支持体系,给患者予协助和鼓励。

3.术后护理

同甲状腺功能亢进术后护理。

4.健康教育

良性肿瘤的健康教育同甲状腺腺瘤,恶性肿瘤的健康教育同甲状腺癌。

(六)最新进展

近年来,随着腔镜手术技能的不断成熟及腔镜手术器械的不断发展,腔镜技术在甲状腺外科中已被广泛使用,如腔镜甲状腺肿物切除术、一侧腺叶切除术或甲状腺大部分切除术,甚至甲状腺全切除合并颈中央区淋巴结清扫术等。这些术式与传统开放的甲状腺手术相比,其术后并发症并无增多,且具有手术损伤小、恢复快、住院时间短以及除颈入路途径外,术后在身体暴露部位不留下手术瘢痕、能达到较满意的美容效果等优点。

1.腔镜甲状腺手术概况

Gagner 等成功进行了首例腔镜甲状旁腺部分切除术;Huscher 等报道了腔镜甲状腺腺叶切除术,两者手术的成功和所取得的满意的美容效果,为腔镜甲状腺手术的开发和推广奠定了基础。从此以后,腔镜甲状腺手术在国内外迅速开展,且未出现手术死亡病例或严重并发症的报道。腔镜甲状腺手术可分为经颈、经胸和经腋入路 3 种途径。

2.腔镜甲状腺手术后护理

腔镜手术较普通术式术后易发生脂肪液化、皮下积液、皮肤红肿、瘀斑。皮下瘀斑、皮下红肿一般可自行消除,严重者先行冷敷后行热敷,加用活血化瘀药物治疗后可消失。脂肪液化者予拆除乳沟处切口缝线,使其自然引流,定时换药,加用抗生素抗感染后可消失。皮下积液者,量少可自行吸收,量多者用针刺抽吸或切开引流,以防皮瓣坏死。其他护理同甲状腺功能亢进患者术后护理。

第二节　急性乳腺炎

一、疾病概述

(一)概念

急性乳腺炎是乳腺的急性化脓性感染。多发生于产后 3~4 周的哺乳期妇女,以初产妇最常见。主要致病菌为金黄色葡萄球菌,少数为链球菌。

(二)相关病理生理

急性乳腺炎开始时局部出现炎性肿块,数天后可形成单房或多房性的脓肿。表浅脓肿可向外破溃或破入乳管自乳头流出;深部脓肿不仅可向外破溃,也可向深部穿至乳房与胸肌间的疏松组织中,形成乳房后脓肿。感染严重者,还可并发脓毒血症。

(三)病因与诱因

1.乳汁淤积

乳汁是细菌繁殖的理想培养基,引起乳汁淤积的主要原因有:①乳头发育不良(过小或凹陷)妨碍哺乳。②乳汁过多或婴儿吸乳过少导致乳汁不能完全排空。③乳管不通(脱落上皮或衣服纤维堵塞),影响乳汁排出。

2.细菌入侵

当乳头破损时,细菌沿淋巴管入侵是感染的主要途径。细菌也可直接侵入乳管,上行至腺小叶而致感染。细菌主要来自婴儿口腔、母亲乳头或周围皮肤。多数发生于初产妇,因其缺乏哺乳经验;也可发生于断奶时,6个月以后的婴儿已经长牙,易致乳头损伤。

(四)临床表现

1.局部表现

初期患侧乳房红、肿、胀、痛,可有压痛性肿块,随病情发展症状进行性加重,数天后可形成单房或多房性的脓肿。脓肿表浅时局部皮肤可有波动感和疼痛,脓肿向深部发展可穿至乳房与胸肌间的疏松组织中,形成乳房后脓肿和腋窝脓肿,并出现患侧腋窝淋巴结肿大、压痛。局部表现可有个体差异,应用抗生素治疗的患者,局部症状可被掩盖。

2.全身表现

感染严重者,可并发败血症,出现寒战、高热、脉快、食欲减退、全身不适、白细胞上升等症状。

(五)辅助检查

(1)实验室检查:白细胞计数及中性粒细胞比例增多。

(2)B超检查:确定有无脓肿及脓肿的大小和位置。

(3)诊断性穿刺:在乳房肿块波动最明显处或压痛最明显的区域穿刺,抽出脓液可确诊脓肿已经形成。脓液应做细菌培养和药物敏感试验。

(六)治疗原则

主要原则为控制感染,排空乳汁。脓肿形成以前以抗菌药治疗为主,脓肿形成后,需及时切开引流。

1.非手术治疗

(1)一般处理:①患乳停止哺乳,定时排空乳汁,消除乳汁淤积。②局部外敷,用25%硫酸镁湿敷,或采用中药蒲公英外敷,也可用物理疗法促进炎症吸收。

(2)全身抗菌治疗:原则为早期、足量应用抗生素。针对革兰阳性球菌有效的药物,如青霉素、头孢菌素等。由于抗生素可被分泌至乳汁,故避免使用对婴儿有不良影响的抗菌药,如四环素、氨基苷类、磺胺类和甲硝唑。如治疗后病情无明显改善,则应重复穿刺以了解有无脓肿形成,或根据脓液的细菌培养和药敏试验结果选用抗生素。

(3)中止乳汁分泌:患者治疗期间一般不停止哺乳,因停止哺乳不仅影响婴儿的喂养,且提供了乳汁淤积的机会。但患侧乳房应停止哺乳,并以吸乳器或手法按摩排出乳汁,局部热敷。若感染严重或脓肿引流后并发乳瘘(切口常出现乳汁)需回乳,常用方法:①口服溴隐亭 1.25 mg,每天 2 次,服用 7～14 天;或口服己烯雌酚 1～2 mg,每天 3 次,2～3 天。②肌内注射苯甲酸雌二醇,每次 2 mg,每天 1 次,至乳汁分泌停止。③中药炒麦芽,每天 60 mg,分 2 次煎服或芒硝外敷。

2.手术治疗

脓肿形成后切开引流。于压痛、波动最明显处先穿刺抽吸取得脓液后,于该处切开放置引流,脓液做细菌培养及药物敏感试验。脓肿切开引流时注意:①切口一般呈放射状,避免损伤乳管引起乳瘘;乳晕部脓肿沿乳晕边缘做弧形切口;乳房深部较大脓肿或乳房后脓肿,沿乳房下缘做弧形切口,经乳房后间隙引流。②分离多房脓肿的房间隔以利引流。③为保证引流通畅,引流条应放在脓腔最低部位,必要时另加切口作对口引流。

二、护理评估

(一)一般评估

1.生命体征(T、P、R、BP)

评估是否有体温升高,脉搏加快。急性乳腺炎患者通常有发热,可有低热或高热;发热时呼吸、脉搏加快。

2.患者主诉

询问患者是否为初产妇,有无乳腺炎、乳房肿块、乳头异常溢液等病史;询问有无乳头内陷;评估有无不良哺乳习惯,如婴儿含乳睡觉、乳头未每天清洁等;询问有无乳房胀痛,浑身发热、无力、寒战等症状。

3.相关记录

体温、脉搏、皮肤异常等记录结果。

(二)身体评估

1.视诊

乳房皮肤有无红、肿、破溃、流脓等异常情况;乳房皮肤红肿的开始时间、位置、范围、进展情况。

2.触诊

评估乳房乳汁淤积的位置、范围、程度及进展情况;乳房有无肿块,乳房皮下有无波动感,脓肿是否形成,脓肿形成的位置、大小。

(三)心理- 社会评估

评估患者心理状况,是否担心婴儿喂养与发育、乳房功能及形态改变。

(四)辅助检查阳性结果评估

患者血常规检查示血白细胞计数及中性粒细胞比例升高提示有炎症的存在;根据 B 超检查的结果判断脓肿的大小及位置,诊断性穿刺后方可确诊脓肿形成;根据脓液的药物敏感试验选择抗生素。

(五)治疗效果的评估

1.非手术治疗评估要点

应用抗生素是否有效,乳腺炎症是否得到控制,患者体温是否恢复正常;回乳措施是否起效,乳汁淤积情况有无改善,患者乳房肿胀疼痛有无减轻或加重;患者是否了解哺乳卫生和预防乳腺炎的知识,情绪是否稳定。

2.手术治疗评估要点

手术切开排脓是否彻底;伤口愈合情况是否良好。

三、主要护理诊断(问题)

(一)疼痛

与乳汁淤积、乳房急性炎症使乳房压力显著增加有关。

(二)体温过高

与乳腺急性化脓性感染有关。

(三)知识缺乏

与不了解乳房保健和正确哺乳知识有关。

(四)潜在并发症

乳瘘。

四、护理措施

(一)缓解疼痛

1.防止乳汁淤积

患乳暂停哺乳,定时用吸乳器吸净乳汁。

2.按摩、热敷

每天定时给予手法按摩、辅助热敷物理治疗,疏通阻塞的乳腺管,刺激乳窦,使乳汁流畅,淤积的硬块消散,预防乳腺脓肿发生。

3.托起乳房

用三角巾或宽松胸罩拖起患侧乳房,减轻疼痛和肿胀。

(二)控制体温和感染

1.控制感染

遵医嘱抽血培养和药物敏感试验,使用抗菌药物并观察疗效。

2.病情观察

定时测量体温、脉搏、呼吸,监测白细胞、中性粒细胞变化。

3.高热护理

发热期间予温水擦浴、冰袋降温等物理降温,必要时遵医嘱予药物降温;伴有畏寒、发抖等症状者,注意保暖;保持口腔和皮肤清洁。

(三)脓肿切开引流术后护理

保持引流通畅,观察引流液的量、性状、颜色及气味变化,及时更换敷料。

(四)用药护理

遵医嘱早期使用抗菌药,根据药物敏感试验选择合适的抗菌药,注意评估患者有无药物不良反应。

(五)饮食与运动

给予高蛋白、高维生素、低脂肪食物,保证足量水分摄入。注意休息,适当运动,劳逸结合。

(六)心理护理

观察了解患者心理状况,给予必要的疾病有关的知识宣教,抚慰其紧张急躁情绪。

(七)健康教育

1.保持乳头和乳晕清洁

每次哺乳前后清洁乳头,保持局部干燥清洁。

2.纠正乳头内陷

妊娠期每天挤捏、提拉乳头。

3.养成良好的哺乳习惯

定时哺乳,每次哺乳时让婴儿吸净乳汁,如有淤积及时用吸乳器或手法按摩排出乳汁;培养婴儿不含乳头睡眠的习惯;注意婴儿口腔卫生,及时治疗婴儿口腔炎症。

4.及时处理乳头破损

乳晕破损或皲裂时暂停哺乳,用吸乳器吸出乳汁哺乳婴儿;局部用温水清洁后涂以抗菌药软膏,待愈合后再行哺乳;症状严重时及时诊治。

五、护理评价

(1)患者的乳汁淤积情况有无改善,是否学会正确排出淤积乳汁的方法,是否坚持每天挤出已经淤积的乳汁,回乳措施是否产生效果,乳房胀痛有无逐渐减轻。

(2)患者乳房皮肤的红肿情况有无好转,乳房皮肤有无溃烂,乳房肿块有无消失或增大。

(3)患者应用抗生素后体温有无恢复正常,炎症有无消退,炎症有无进一步发展为脓肿。

(4)患者脓肿有无及时切开引流,伤口愈合情况是否良好。

(5)患者是否了解哺乳卫生和预防乳腺炎的知识,焦虑情绪是否改善。

第三节　乳　腺　癌

一、病因

病因尚不清楚,易患因素有:①性激素变化。②激素因素作用:初潮早于12岁,绝经晚于50岁,未婚,未哺乳,35岁以上未育者发病率高。③遗传因素:母女关系高10倍、姐妹高2~3倍。④饮食习惯:高脂饮食者发病多,肥胖人发病率高。⑤癌前期病变:如乳房囊性增生病、乳腺纤维腺瘤及乳管内乳头状瘤等与乳癌发生也有关系。⑥其他因素:如放射线、致癌药物等。

二、病理

(一)乳腺癌分型

乳腺癌分型方法较多,目前我国多采用以下方法。

1.非浸润性癌

主要包括导管内癌(癌细胞未突破导管壁基膜)、小叶原位癌(癌细胞未突破末梢乳管或腺泡基膜)及乳头湿疹样乳腺癌(伴发浸润性癌者,不在此列),属早期,预后较好。

2.早期浸润性癌

主要包括早期浸润性导管癌(癌细胞突破管壁基膜,开始向间质浸润)及早期浸润性小叶癌(癌细胞突破末梢乳管或腺泡基膜,开始向间质浸润,但未超过小叶范围),仍属早期,预后较好。

3.浸润性特殊癌

主要包括乳头状癌、髓样癌(伴大量淋巴细胞浸润)、小管癌(高分化腺癌)、腺样囊性癌、黏液腺癌、大汗腺样癌、鳞状细胞癌、乳头湿疹样癌等。此型癌细胞一般分化程度高,预后尚好。

4.浸润性非特殊癌

主要包括浸润性小叶癌、浸润性导管癌、硬癌、髓样癌(无大量淋巴细胞浸润)、单纯癌、腺癌等。此类癌是乳腺癌中最常见的类型,占70%～80%,一般分化低,预后较上述类型差。

5.其他罕见癌

主要包括分泌型(幼年型)癌、富脂质型(分泌脂质)癌、纤维腺瘤癌变、乳头状瘤癌变等。

(二)转移途径

1.局部扩散

癌细胞沿导管或筋膜间隙蔓延,继而侵及 Cooper 韧带和皮肤,后期可皮肤破溃形成癌性溃疡。深部肿瘤可侵及胸肌筋膜及胸肌。

2.淋巴转移

可循乳房淋巴液的四条输出途径扩散。转移部位与乳腺癌细胞原发部位有一定关系,原发癌灶位于乳头、乳晕区及乳房外侧者,约80%发生腋窝淋巴结转移;位于乳房内侧者,约70%发生胸骨旁淋巴结转移。癌细胞也可通过逆行途径转移到对侧腋窝或腹股沟淋巴结。

3.血运转移

乳腺癌细胞可经淋巴途径进入静脉或直接侵入血液循环而发生远处转移。一般易侵犯肺、骨骼和肝脏。血运转移除见于晚期乳腺癌患者外,亦可见于早期乳腺癌患者。

三、临床分期

临床上根据肿瘤的大小,与皮肤粘连程度以及腋窝淋巴结转移情况,将病程分为以下四期。

(1)一期:肿块直径<3 cm,与皮肤无粘连,无腋窝淋巴结肿大。

(2)二期:肿块直径<5 cm,与皮肤粘连,尚能推动,同侧腋窝有可活动散在肿大淋巴结。

(3)三期:肿块直径>5 cm,与皮肤广泛粘连或有溃疡,与深部筋膜、胸肌粘连固定,同侧腋窝肿大淋巴结融合成团,但尚能推动。

(4)四期:肿瘤广泛扩散,与皮肤或胸肌、胸壁粘连固定,同侧腋窝肿大淋巴结已融合固定,或锁骨下淋巴结肿大,或有远处转移等。

四、评估

(一)临床表现

1.乳房肿块

多见于外上象限,其次是乳头、乳晕和内上象限。早期表现为无痛、单发、质硬、表面不光滑、与周围组织分界不清、不易推动。一般无自觉症状,常于洗澡、更衣或查体时发现。

2.皮肤改变

肿瘤侵犯 Cooper 韧带,可使韧带收缩而失去弹性,导致皮肤凹陷,即所谓"酒窝征";癌细胞阻塞皮下、皮内淋巴管,可引起局部淋巴水肿,皮肤呈"橘皮样"改变(晚期多见)。晚期,癌细胞侵入皮肤,可出现多个坚硬小结节,形成卫星结节在癌细胞侵入背部、对侧胸壁,可限制呼吸,称铠甲胸;有时皮肤破溃形成溃疡呈菜花状。

3.乳头改变

乳头扁平、回缩、凹陷;若外上象限肿瘤可使乳头抬高;乳头深部肿瘤侵入乳管使乳头凹陷、两侧乳头不对称等。

4.区域淋巴结肿大

常为患侧腋窝淋巴结肿大。

5.全身症状

早期一般无全身症状,晚期患者可有恶性肿瘤转移表现,如:肺转移时出现胸痛、咳嗽、咯血、气急;骨转移时出现腰背痛、病理性骨折(椎体、骨盆、股骨);肝转移时出现肝大、黄疸等。

6.特殊乳癌表现

(1)炎性乳癌少见,一般发生于年轻女性,尤其在妊娠及哺乳期,发展迅速,转移早,预后极差。表现为:乳房增大,皮肤红肿热痛,似急性炎症表现,触诊整个乳房肿大发硬,无明显局限性肿块。

(2)乳头湿疹样癌(又称 Paget 病):少见,恶性程度低,发展慢。发生在乳头区大乳管内,后发展到乳头。表现为:乳头刺痒、灼痛,湿疹样变,以后出现乳头、乳晕粗糙糜烂、脱屑,如湿疹样,进而形成溃疡。病变发展则乳头内陷、破损。淋巴转移出现晚。

7.特殊检查

主要是疾病的特有检查及必要的术前检查。

(二)健康史及个人史

重点评估危险因素。内容包括既往史、月经史、生育史与哺乳史、家族史、乳腺外伤史、手术史、疾病史、内分泌治疗史、盆腔手术史、甲状腺疾病史等。

五、治疗

以手术为主的综合治疗。手术术式包括乳癌根治术、乳癌扩大根治术、乳癌改良根治术及乳房单纯切除或部分切除术。

(一)手术治疗

1.乳癌标准根治术

切除乳腺＋肿瘤周围至少 5 cm 皮肤＋乳腺周围脂肪,胸大、小肌和筋膜＋腋窝、锁骨下脂肪组织后和淋巴结,适用于一、二期的患者。

2.乳癌改良根治术

单纯乳腺切除,同时做腋窝淋巴结清扫,保留胸肌,适用于腋窝淋巴结无转移或仅少数尚能推动淋巴结转移的患者。

3.乳癌扩大根治术

根治术＋第 2～4 肋软骨及肋间肌＋胸廓内动静脉及周围淋巴结,适用于肿瘤靠内侧的早期有胸骨旁淋巴结转移的患者。

4.乳房单纯切除或部分切除术

全部或部分切除乳房,适用于晚期或年老体弱不能耐受根治术者。

(二)化疗

化疗是一种必要的全身辅助治疗应在手术后及早应用。主要化疗反应有呕吐、静脉炎、肝功能异常、骨髓抑制等。化疗期间应定期检查肝肾功能,每次化疗前检查白细胞计数,如白细胞$<3\times10^9$/L,应延长用药间隔时间。

(三)放疗

放疗是乳腺癌局部治疗手段之一,以防止术后复发。①术前放疗可用于局

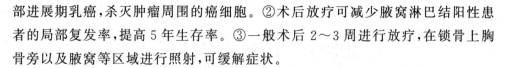

部进展期乳癌,杀灭肿瘤周围的癌细胞。②术后放疗可减少腋窝淋巴结阳性患者的局部复发率,提高5年生存率。③一般术后2~3周进行放疗,在锁骨上胸骨旁以及腋窝等区域进行照射,可缓解症状。

(四)激素治疗

对激素依赖的乳癌可进行内分泌治疗。①去势治疗:年轻妇女可采用卵巢去势治疗,包括药物、手术或X线去势。②抗雌激素治疗:适用于绝经前后妇女,常用三苯氧胺。③雌激素治疗:适用绝经5年以上的患者。

六、护理

(一)护理诊断

主要包括自我形象紊乱、体液过多、上肢活动受限、知识缺乏、潜在并发症。

(二)护理措施

(1)监测生命体征,尤其扩大根治术患者注意呼吸,及时发现气胸(胸闷、呼吸困难),鼓励患者深呼吸,有效咳嗽,防止肺部并发症。

(2)引流管接负压吸引,妥善固定,保持通畅;观察引流液的量、颜色,注意有无出血。一般引流管在术后3天拔除。若出现积血积液,可无菌操作下穿刺抽液,然后加压包扎。

(3)麻醉清醒后取半卧位,有效止痛。

(4)用弹性绷带加压包扎伤口;松紧合适;观察患侧手臂血液循环情况。如包扎过紧,可出现脉搏扪不清,皮肤发紫、发冷等;术后3天内患肢肩关节制动,防止腋窝皮瓣移动而影响伤口愈合。

(5)抬高患肢,并按摩,适当活动;保护患肢,避免意外伤害;不在患肢量血压、注射及抽血,患肢负重不宜过大,不宜用强力洗涤剂,不宜戴首饰或手表。

(6)功能锻炼:无特殊情况应早期进行功能锻炼,术后24小时内开始活动手指及腕部,可做伸指、握拳、屈腕等活动;3~5天活动患肢肘关节;7天后活动肩部,鼓励患者自己进食、梳理头发、洗脸等活动;10天左右进行手指爬墙活动、画圈、滑轮运动、手臂摇摆运动、用患侧手梳头或经头顶摸至对侧耳廓等。原则是在上肢活动在7天以后,7天之内不要上举,10天之内不外展,上肢负重不宜过大过久。

(7)健康教育:①患肢功能锻炼。②保护伤口,避免外伤,患肢不能过多负重。③遵医嘱继续化疗及放疗。④手术后5年之内避免妊娠。⑤定期检查,每月进行健侧乳房自我检查。

第四节　胃十二指肠损伤

一、概述

由于有肋弓保护且活动度较大,柔韧性较好,壁厚,钝挫伤时胃很少受累,只有胃膨胀时偶有发生胃损伤。上腹或下胸部的穿透伤则常导致胃损伤,多伴有肝、脾、横膈及胰等损伤。胃镜检查及吞入锐利异物或吞入酸、碱等腐蚀性毒物也可引起穿孔,但很少见。十二指肠损伤是由于上中腹部受到间接暴力或锐器的直接刺伤而引起的,缺乏典型的腹膜炎症状和体征,术前诊断困难,漏诊率高,多伴有腹部脏器合并伤,病死率高,术后并发症多,肠瘘发生率高。

二、护理评估

(一)健康史

详细询问患者、现场目击者或陪同人员,以了解受伤的时间地点、环境,受伤的原因,外力的特点、大小和作用方向,坠跌高度;了解受伤前后饮食及排便情况,受伤时的体位,有无防御,伤后意识状态、症状、急救措施、运送方式,既往疾病及手术史。

(二)临床表现

(1)胃损伤若未波及胃壁全层,可无明显症状。若全层破裂,由于胃酸有很强的化学刺激性,可立即出现剧痛及腹膜刺激征。当破裂口接近贲门或食管时,可因空气进入纵隔而呈胸壁下气肿。较大的穿透性胃损伤时,可自腹壁流出食物残渣、胆汁和气体。

(2)十二指肠破裂后,因有胃液、胆汁及胰液进入腹腔,早期即可发生急性弥漫性腹膜炎,有剧烈的刀割样持续性腹痛伴恶心、呕吐,腹部检查可见有板状腹、腹膜刺激征症状。

(三)辅助检查

(1)疑有胃损伤者,应置胃管,若自胃内吸出血性液或血性物者可确诊。

(2)腹腔穿刺术和腹腔灌洗术:腹腔穿刺抽出不凝血液、胆汁,灌洗吸出10 mL以上肉眼可辨的血性液体,即为阳性结果。

(3)X线检查:腹部X线片可显示腹膜后组织积气、肾脏轮廓清晰、腰大肌阴影模糊不清等有助于腹膜后十二指肠损伤的诊断。

(4)CT 检查:可显示少量的腹膜后积气和渗至肠外的造影剂。

(四)治疗原则

抗休克和及时、正确的手术处理是治疗的两大关键。

(五)心理、社会因素

胃十二指肠外伤性损伤多数在意外情况下发生,患者出现突发外伤后易出现紧张、痛苦、悲哀、恐惧等心理变化,担心手术成功及疾病预后。

三、护理问题

(一)疼痛

疼痛与胃肠破裂、腹腔内积液、腹膜刺激征有关。

(二)组织灌注量不足

这与大量失血、失液,严重创伤,有效循环血量减少有关。

(三)焦虑或恐惧

这种情绪与经历意外及担心预后有关。

(四)潜在并发症

出血、感染、肠瘘、低血容量性休克。

四、护理目标

(1)患者疼痛减轻。

(2)患者血容量得以维持,各器官血供正常、功能完整。

(3)患者焦虑或恐惧减轻或消失。

(4)护士密切观察病情变化,如发现异常,及时报告医师,并配合处理。

五、护理措施

(一)一般护理

1.预防低血容量性休克

吸氧、保暖、建立静脉通道,遵医嘱输入温热生理盐水或乳酸盐林格液,抽血查全血细胞计数、血型和交叉配血。

2.密切观察病情变化

每 15～30 分钟应评估患者情况。评估内容包括意识状态、生命体征、肠鸣音、尿量、氧饱和度、有无呕吐、肌紧张和反跳痛等。观察胃管内引流物颜色、性质及量,若引流出血性液体,提示有胃、十二指肠破裂的可能。

3.术前准备

胃、十二指肠破裂大多需要手术处理,故患者入院后,在抢救休克的同时,尽快完成术前准备工作,如备皮、备血、插胃管及留置尿管、做好抗生素皮试等,一旦需要,可立即实施手术。

(二)心理护理

评估患者对损伤的情绪反应,鼓励他们说出自己内心的感受,帮助建立积极有效的应对措施。向患者介绍有关病情、损伤程度、手术方式及疾病预后,鼓励患者,告诉患者良好的心态、积极的配合有利于疾病早日康复。

(三)术后护理

1.体位

患者意识清楚、病情平稳,给予半坐卧位,有利于引流及呼吸。

2.禁食、胃肠减压

观察胃管内引流液颜色、性质及量,若引流出血性液体,提示有胃、十二指肠再出血的可能。十二指肠创口缝合后,胃肠减压管置于十二指肠腔内,使胃液、肠液、胰液得到充分引流,一定要妥善固定,避免脱出。一旦脱出,要在医师的指导下重新置管。

3.严密监测生命体征

术后 15～30 分钟监测生命体征直至患者病情平稳。注意肾功能的改变,胃十二指肠损伤后,特别有出血性休克时,肾脏会受到一定的损害,尤其是严重腹部外伤伴有重度休克者,有发生急性肾功能障碍的危险,所以,术后应密切注意尿量,争取保持每小时尿量在 50 mL 以上。

4.补液和营养支持

根据医嘱,合理补充水、电解质和维生素,必要时输新鲜血、血浆,维持水、电解质、酸碱平衡。给予肠内、外营养支持,促进合成代谢,提高机体防御能力。继续应用有效抗生素,控制腹腔内感染。

5.术后并发症的观察和护理

(1)出血:如胃管内 24 小时内引流出新鲜血液＞200 mL,提示吻合口出血,要立即配合医师给予胃管内注入凝血酶粉、冰盐水洗胃等止血措施。

(2)肠瘘:患者术后持续低热或高热不退,腹腔引流管中引流出黄绿色或褐色渣样物,有恶臭或引流出大量气体,提示肠瘘发生,要配合医师进行腹腔双套管冲洗,并做好相应护理。

（四）健康教育

（1）讲解术后饮食注意事项，当患者胃肠功能恢复，一般 3～5 天后开始恢复饮食，由流质逐步恢复至半流质、普食，进食高蛋白、高能量、易消化饮食，增强抵抗力，促进愈合。

（2）行全胃切除或胃大部分切除术的患者，因胃肠吸收功能下降，要及时补充微量元素和维生素等营养素，预防贫血、腹泻等并发症。

（3）避免工作过于劳累，注意劳逸结合。讲明饮酒、抽烟对胃、十二指肠疾病的危害性。

（4）避免长期大量服用非甾体抗炎药，如布洛芬等，以免引起胃肠道黏膜损伤。

第五节　小 肠 破 裂

一、概述

小肠是消化管中最长的一段肌性管道，也是消化与吸收营养物质的重要场所。人类小肠全长 3～9 m，平均 5～7 m，个体差异很大。其分为十二指肠、空肠和回肠三部分，十二指肠属上消化道，空肠及其以下肠段属下消化道。

各种外力的作用所致的小肠穿孔称为小肠破裂。小肠破裂在战时和平时均较常见，多见于交通事故、工矿事故、生活事故如坠落、挤压、刀伤和火器伤。小肠可因穿透性与闭合性损伤造成肠管破裂或肠系膜撕裂。小肠占满整个腹部，又无骨骼保护，因此易于受到损伤。由于小肠壁厚，血运丰富，故无论是穿孔修补或肠段切除吻合术，其成功率均较高，发生肠瘘的机会少。

二、护理评估

（一）健康史

了解患者腹部损伤的时间、地点及致伤源、伤情、就诊前的急救措施、受伤至就诊之间的病情变化，如果患者神志不清，应询问目击人员。

（二）临床表现

小肠破裂后在早期即产生明显的腹膜炎的体征，这是因为肠管破裂肠内容物溢出至腹腔所致。症状以腹痛为主，程度轻重不同，可伴有恶心及呕吐，腹部检查肠鸣音消失,腹膜刺激征明显。

小肠损伤初期一般均有轻重不等的休克症状,休克的深度除与损伤程度有关外,主要取决于内出血的多少,表现为面色苍白、烦躁不安、脉搏细速、血压下降、皮肤发冷等。若为多发性小肠损伤或肠系膜撕裂大出血,可迅速发生休克并进行性恶化。

(三)辅助检查

1.实验室检查

白细胞计数升高说明腹腔炎症;血红蛋白含量取决于内出血的程度,内出血少时变化不大。

2.X 线检查

X 线透视或摄片,检查有无气腹与肠麻痹的征象,因为一般情况下小肠内气体很少,且损伤后伤口很快被封闭,不但膈下游离气体少见,且使一部分患者早期症状隐匿。因此,阳性气腹有诊断价值,但阴性结果也不能排除小肠破裂。

3.腹部 B 超检查

对小肠及肠系膜血肿、腹水均有重要的诊断价值。

4.CT 或磁共振检查

对小肠损伤有一定诊断价值,而且可对其他脏器进行检查,有时可能发现一些未曾预料的损伤,有助于减少漏诊。

5.腹腔穿刺

有混浊的液体或胆汁色的液体,说明肠破裂,穿刺液中白细胞、淀粉酶含量均升高。

(四)治疗原则

小肠破裂一旦确诊,应立即进行手术治疗。手术方式以简单修补为主。肠管损伤严重时,则应做部分小肠切除吻合术。

(五)心理、社会因素

小肠损伤大多在意外情况下突然发生,加之伤口、出血及内脏脱出的视觉刺激和对预后的担忧,患者多表现为紧张、焦虑、恐惧。应了解其患病后的心理反应,对本病的认知程度和心理承受能力,家属及亲友对其支持情况、经济承受能力等。

三、护理问题

(一)有体液不足的危险

这与创伤致腹腔内出血、体液过量丢失、渗出及呕吐有关。

(二)焦虑、恐惧

这与意外创伤的刺激、疼痛、出血、内脏脱出的视觉刺激及担心疾病的预后等有关。

(三)体温过高

这与腹腔内感染毒素吸收和伤口感染等因素有关。

(四)疼痛

这与小肠破裂或手术有关。

(五)潜在并发症

腹腔感染、肠瘘、失血性休克。

(六)营养失调,低于机体需要量

这与消化道的吸收面积减少有关。

四、护理目标

(1)患者体液平衡得到维持,生命体征稳定。

(2)患者情绪稳定,焦虑或恐惧减轻,主动配合医护工作。

(3)患者体温维持正常。

(4)患者主诉疼痛有所缓解。

(5)护士密切观察病情变化,如发现异常,及时报告医师,并配合处理。

(6)患者体重不下降。

五、护理措施

(一)一般护理

1.伤口处理

对开放性腹部损伤者,妥善处理伤口,及时止血和包扎固定。若有肠管脱出,可用消毒或清洁器皿覆盖保护后再包扎,以免肠管受压、缺血而坏死。

2.病情观察

密切观察生命体征的变化,每15分钟测定脉搏、呼吸、血压1次。重视患者的主诉,若主诉心慌、脉快、出冷汗等,及时报告医师。不注射止痛药(诊断明确者除外),以免掩盖伤情。不随意搬动伤者,以免加重病情。

3.腹部检查

每30分钟检查1次腹部体征,注意腹膜刺激征的程度和范围变化。

4.禁食和灌肠

禁食和灌肠可避免肠内容物进一步溢出,造成腹腔感染或加重病情。

5.补充液体和营养

注意纠正水、电解质及酸碱平衡失调,保证输液通畅,对伴有休克或重症腹膜炎的患者可进行中心静脉补液,这不仅可以保证及时大量的液体输入,而且有利于中心静脉压的监测,根据患者具体情况,适量补给全血、血浆或人血清蛋白,尽可能补给足够的热量和蛋白质、氨基酸及维生素等。

(二)心理护理

关心患者,加强交流,讲解相关病情、治疗方式及预后,使患者了解自己的病情,消除患者的焦虑和恐惧,保持良好的心理状态,并与其一起制订合适的应对机制,鼓励患者,增加治疗的信心。

(三)术后护理

1.妥善安置患者

麻醉清醒后取半卧位,有利于腹腔炎症的局限,改善呼吸状态。了解手术的过程,查看手术的部位,对引流管、输液管、胃管及氧气管等进行妥善固定,做好护理记录。

2.监测病情

观察患者血压、脉搏、呼吸、体温的变化。注意腹部体征的变化。适当应用止痛药,减轻患者的不适。若切口疼痛明显,应检查切口,排除感染。

3.引流管的护理

腹腔引流管保持通畅,准确记录引流液的性状及量。腹腔引流液应为少量血性液,若为绿色或褐色渣样物,应警惕腹腔内感染或肠瘘的发生。

4.饮食

继续禁食、胃肠减压,待肠功能逐渐恢复、肛门排气后,方可拔除胃肠减压管。拔除胃管当日可进清流质饮食,第2天进流质饮食,第3天进半流质饮食,逐渐过渡到普食。

5.营养支持

维持水、电解质和酸碱平衡,增加营养。维生素主要是在小肠被吸收,小肠部分切除后,要及时补充维生素 C、D、K 和复合维生素 B 等维生素和微量元素钙、镁等,可经静脉、肌内注射或口服进行补充,预防贫血,促进伤口愈合。

(四)健康教育

(1)注意饮食卫生,避免暴饮暴食,进易消化食物,少食刺激性食物,避免腹部受凉和饭后剧烈活动,保持排便通畅。

(2)注意适当休息,加强锻炼,增加营养,特别是回肠切除的患者要长期定时

补充维生素 B_{12} 等营养素。

（3）定期门诊随访。若有腹痛、腹胀、停止排便及伤口红、肿、热、痛等不适，应及时就诊。

（4）加强社会宣传，增进劳动保护、安全生产、安全行车、遵守交通规则等知识，避免损伤等意外的发生。

（5）普及各种急救知识，在发生意外损伤时，能进行简单的自救或急救。

（6）无论腹部损伤的轻重，都应经专业医务人员检查，以免贻误诊治。

第六节　急性阑尾炎

急性阑尾炎是腹部外科最常见的疾病之一，是外科急腹症中最常见的疾病，其发病率约为1：1 000。各年龄段（不满 1 岁至 90 岁，甚至 90 岁以上）人及妊娠期妇女均可发病，但以青年最为多见。阑尾切除术也是外科最常施行的一种手术。急性阑尾炎临床表现变化较多，需要与许多腹腔内外疾病相鉴别。早期明确诊断，及时治疗，可使患者在短期内恢复健康。若延误诊治，则可能出现严重后果。因此对本病的处理须予以重视。

一、病因

阑尾管腔较细且系膜短，常使阑尾扭曲，内容物排出不畅，阑尾管腔内本来就有许多微生物，远侧又是盲端，很容易发生感染。一般认为急性阑尾炎是由下列几种因素综合而发生的。

（一）梗阻

梗阻为急性阑尾炎发病最常见的基本因素，常见的梗阻原因有：①粪石和粪块等。②寄生虫，如蛔虫堵塞。③阑尾系膜过短，造成阑尾扭曲，引起部分梗阻。④阑尾壁的改变，以往发生过急性阑尾炎后，肠壁可以纤维化，使阑尾腔变小，亦可减弱阑尾的蠕动功能。

（二）细菌感染

阑尾炎的发生也可能是细菌直接感染的结果。细菌可通过直接侵入、经由血运或邻接感染等方式侵入阑尾壁，从而形成阑尾的感染和炎症。

（三）其他

与急性阑尾炎发病有关的因素还有饮食习惯、遗传因素和胃肠道功能障碍等。阑尾先天性畸形,如阑尾过长、过度扭曲、管腔细小、血供不佳等都是易于发生急性炎症的条件。胃肠道功能障碍(如腹泻、便秘等)引起内脏神经反射,导致阑尾肌肉和血管痉挛,当超过正常强度时,可致阑尾管腔狭窄、血供障碍、黏膜受损,细菌入侵而致急性炎症。

二、病理

根据急性阑尾炎的临床过程和病理解剖学变化,可将其分为四种病理类型,这些不同类型可以是急性阑尾炎在其病变发展过程中不同阶段的表现,也可能是不同的病因和发病原理所产生的直接结果。

（一）急性单纯性阑尾炎

阑尾轻度肿胀,浆膜表面充血。阑尾壁各层组织间均有炎性细胞浸润,以黏膜和黏膜下层为最著;黏膜上可能出现小的溃疡和出血点,阑尾腔内可能有少量渗出液,临床症状和全身反应也较轻,如能及时处理,其感染可以消退、炎症完全吸收,阑尾也可恢复正常。

（二）急性化脓性阑尾炎

阑尾明显肿胀,壁内有大量炎性细胞浸润,可形成大量大小不一的微小脓肿;浆膜高度充血并有较多脓性渗出物,作为肌体炎症防御、局限化的一种表现,常有大网膜下移、包绕部分或全部阑尾。此类阑尾炎的阑尾已有不同程度的组织破坏,即使经保守治疗恢复,阑尾壁仍可留有瘢痕挛缩,致阑尾腔狭窄,因此,日后炎症可反复发作。

（三）坏疽性及穿孔性阑尾炎

坏疽性及穿孔性阑尾炎是一种重型的阑尾炎。根据阑尾血运阻断的部位,坏死范围可仅限于阑尾的一部分或累及整个阑尾。阑尾管壁坏死或部分坏死,呈暗紫色或黑色。阑尾腔内积脓,且压力升高,阑尾壁血液循环障碍。穿孔部位多存阑尾根部和尖端。穿孔如未被包裹,感染继续扩散,则可引起急性弥漫性腹膜炎。

（四）阑尾周围脓肿

急性阑尾炎化脓坏疽或穿孔,如果此过程进展较慢,大网膜可移至右下腹部,将阑尾包裹并形成粘连,形成炎性肿块或阑尾周围脓肿。

阑尾穿孔并发弥漫性腹膜炎最为严重,常见于坏疽穿孔性阑尾炎,婴幼儿大网膜过短、妊娠期的子宫妨碍大网膜下移,故易于在阑尾穿孔后出现弥漫性腹膜炎。由于阑尾炎症严重,进展迅速,局部大网膜或肠襻粘连尚不足以局限之,故一旦穿孔,感染很快蔓及全腹腔。患者有全身性感染、中毒和脱水等现象,有全腹性的腹壁强直和触痛,并有肠麻痹的腹胀、呕吐等症状。如不经适当治疗,病死率很高;即使经过积极治疗后全身性感染获得控制,也常因发生盆腔脓肿、膈下脓肿或多发性腹腔脓肿等并发症而需多次手术引流,甚至遗下腹腔窦道、肠瘘、粘连性肠梗阻等并发症而使病情复杂、病期迁延。

三、临床表现

急性阑尾炎不论其病因如何,亦不论其病理变化为单纯性、化脓性或坏疽性,在阑尾未穿孔、坏死或并有局部脓肿以前,临床表现大致相似。多数急性阑尾炎都有较典型的症状和体征。

(一)症状

一般表现在 3 个方面。

1.腹痛不适

腹痛不适是急性阑尾炎最常见的症状,约有 98％急性阑尾炎患者以此为首发症状。典型的急性阑尾炎腹痛开始时多在上腹部或脐周围,有时为阵发性,并常有轻度恶心或呕吐;一般持续6～36 小时(通常约12 小时)。当阑尾炎症涉及壁腹膜时,腹痛变为持续性并转移至右下腹部,疼痛加剧,不少患者伴有呕吐、发热等全身症状。此种转移性右下腹痛是急性阑尾炎的典型症状,70％以上的患者具有此症状。该症状在临床诊断上有重要意义。但也应该指出:不少患者其腹痛可能开始时即在右下腹,不一定有转移性腹痛,这可能与阑尾炎病理过程不同有关。没有明显管腔梗阻而直接发生的阑尾感染,腹痛可能一开始就是右下腹炎性持续性疼痛。异位阑尾炎在临床上虽同样也可有初期梗阻性、后期炎症性腹痛,但其最后腹痛所在部位因阑尾部位不同而异。

腹痛的轻重程度与阑尾炎的严重性之间并无直接关系。虽然腹痛的突然减轻一般显示阑尾腔的梗阻已解除或炎症在消退,但有时因阑尾腔内压过大或组织缺血坏死,神经末梢失去感受和传导能力,腹痛也可减轻;有时阑尾穿孔以后,由于腔内压随之减低,自觉的腹痛也可突然消失。故腹痛减轻,必须伴有体征消失,方可视为是病情好转的证据。

2.胃肠道症状

恶心、呕吐、便秘、腹泻等胃肠道症状是急性阑尾炎患者所常有的。呕吐是急性阑尾炎常见的症状，当阑尾管腔梗阻及炎症程度较重时更为突出。呕吐与发病前有无进食有关。阑尾炎发生于空腹时，往往仅有恶心；饱食后发生者多有呕吐；偶然于病程晚期亦见有恶心、呕吐者，则多由腹膜炎所致。食欲缺乏，不思饮食，则更为患者常见的现象。

当阑尾感染扩散至全腹时，恶心、呕吐可加重。其他胃肠道症状如食欲缺乏、便秘、腹泻等也偶可出现，腹泻多由于阑尾炎症扩散至盆腔内形成脓肿，刺激直肠而引起肠功能亢进，此时患者常有排便不畅、便次增多、里急后重及便中带黏液等症状。

3.全身反应

急性阑尾炎患者的全身症状一般并不显著。当阑尾化脓坏疽并有扩散性腹腔内感染时，可以出现明显的全身症状，如寒战、高热、反应迟钝或烦躁不安；当弥漫性腹膜炎严重时，可同时出现血容量不足与脓毒症表现，甚至有心、肺、肝、肾等生命器官功能障碍。

(二)体征

急性阑尾炎的体征在诊断上较自觉症状更具重要性。它的表现决定于阑尾的部位、位置的深浅和炎症的程度，常见的体征有下列几类。

1.患者体位

不少患者来诊时常见弯腰行走，且往往以双手按在右下腹部。在床上平卧时其右髋关节常呈屈曲位。

2.压痛和反跳痛

最主要和典型的是右下腹压痛，其存在是诊断阑尾炎的重要依据，典型的压痛较局限，位于麦氏点(阑尾点)或其附近。无并发症的阑尾炎其压痛点比较局限，有时可以用一个手指在腹壁找到最明显压痛点；待出现腹膜炎时，压痛范围可变大，甚至全腹压痛，但压痛最剧点仍在阑尾部位。压痛点具有重大诊断价值，即使患者自觉腹痛尚在上腹部或脐周围，体检时往往已能发现在右下腹有明显的压痛点，常借此可获得早期诊断。

年老体弱、反应差的患者炎症有时即使很重，但压痛可能比较轻微，或必须深压才痛。压痛表明阑尾炎症的存在和其所在的部位，较转移性腹痛更具诊断意义。

反跳痛具有重要的诊断意义，体检时将压在局部的手突然松开，患者感到剧烈疼痛，更重于压痛。这是腹膜受到刺激的反应，可以更肯定局部炎症的存在。阑尾部位压痛与反跳痛的同时存在对诊断阑尾炎比单个存在更有价值。

3.右下腹肌紧张和强直

肌紧张是腹壁对炎症刺激的反应性痉挛,强直则是一种持续性不由自主地保护性腹肌收缩,都见于阑尾炎症已超出浆膜并侵及周围脏器或组织时。检查腹肌有无紧张和强直要求动作轻柔,患者情绪平静,以避免引起腹肌过度反应或痉挛,导致不正确结论。

4.疼痛试验

有些急性阑尾炎患者以下几种疼痛试验可能呈阳性,其主要原理是处于深部但有炎症的阑尾黏附于腰大肌或闭孔肌,在行以下各种试验时,局部受到明显刺激而出现疼痛。①结肠充气试验(Rovsing 征),深压患者左下腹部降结肠处,患者感到阑尾部位疼痛。②腰大肌试验,患者左侧卧,右腿伸直并过度后伸时阑尾部位出现疼痛。③闭孔内肌试验,患者屈右髋右膝并内旋时感到阑尾部位疼痛。④直肠内触痛:直肠指检时按压右前壁患者有疼痛感。

(三)化验

急性阑尾炎患者的血常规、尿常规检查有一定重要性。90%的患者常有白细胞计数增多,是临床诊断的重要依据,一般为$(10\sim15)\times10^9/L$。随着炎症加重,白细胞可以增加,甚至可为$20\times10^9/L$以上。但年老体弱或免疫功能受抑制的患者,白细胞不一定增多,甚至反而下降。白细胞数增多常伴有核左移。急性阑尾炎患者的尿液检查一般无特殊改变,但对排除类似阑尾炎症状的泌尿系统疾病,如输尿管结石,常规检查尿液仍有必要。

四、诊断

多数急性阑尾炎的诊断以转移性右下腹痛或右下腹痛、阑尾部位压痛和白细胞升高三者为决定性依据。典型的急性阑尾炎(约占 80%)均有上述症状、体征,易于据此作出诊断。对于临床表现不典型的患者,尚需考虑借助其他一些诊断手段,以作进一步肯定。

五、鉴别诊断

典型的急性阑尾炎一般诊断并不困难,但在另一部分病例,由于临床表现并不典型,诊断相当困难,有时甚至诊断错误,以致采用错误的治疗方法或延误治疗,产生严重并发症,甚至死亡。要与急性阑尾炎相鉴别的疾病很多,常见的为以下 3 类。

(一)内科疾病

临床上,不少内科疾病具有急腹症的临床表现,常被误诊为急性阑尾炎而施行不必要的手术探查,将无病变的阑尾切除,甚至危及患者生命,故诊断时必须慎重。常见的需要与急性阑尾炎鉴别的内科疾病有以下几种。

1.急性胃肠炎

一般急性胃肠炎患者发病前常有饮食不慎或食物不洁史。症状虽亦以腹痛、呕吐、腹泻三者为主,但通常以呕吐或腹泻较为突出,有时在腹痛之前即已有吐泻。急性阑尾炎患者即使有吐泻,一般也不严重,且多发生在腹痛以后。

急性胃肠炎的腹痛有时虽很剧烈,但其范围较广,部位较不固定,更无转移至右下腹的特点。

2.急性肠系膜淋巴结炎

本病多见于儿童,往往发生于上呼吸道感染之后。患者过去大多有同样腹痛史,且常在上呼吸道感染后发作。起病初期于腹痛开始前后往往即有高热,此与一般急性阑尾炎不同;腹痛初起时即位于右下腹,而无急性阑尾炎之典型腹痛转移史。其腹部触痛的范围亦较急性阑尾炎为广,部位亦较阑尾的位置高,并较靠近内侧。腹壁强直不甚明显,反跳痛亦不显著。Rovsing 征和肛门指检都是阴性。

3.Meckel 憩室炎

Meckel 憩室炎往往无转移性腹痛,局部压痛点也在阑尾点之内侧,多见于儿童,由于1/3Meckel憩室中有胃黏膜存在,患者可有黑便史。Meckel 憩室炎穿孔时成为外科疾病。临床上如诊断为急性阑尾炎而手术中发现阑尾正常者,应即检查末段回肠至少 100 cm,以视有无 Meckel 憩室炎,免致遗漏而造成严重后果。

4.局限性回肠炎

典型局限性回肠炎不难与急性阑尾炎相区别。但不典型急性发作时,右下腹痛、压痛及白细胞升高与急性阑尾炎相似,必须通过细致临床观察,发现局限性回肠炎所致的部分肠梗阻的症状与体征(如阵发绞痛和可触及条状肿胀肠襻),方能鉴别。

5.心胸疾病

如右侧胸膜炎、右下肺炎和心包炎等均可有反射性右侧腹痛,甚至右侧腹肌反射性紧张等,但这些疾病以呼吸、循环系统功能改变为主,一般没有典型急性阑尾炎的转移性右下腹痛和压痛。

6.其他

如过敏性紫癜、铅中毒等,均可有腹痛,但腹软无压痛。详细的病史、体检和辅助检查可予以鉴别。

(二)外科疾病

1.胃十二指肠溃疡急性穿孔

本病为常见急腹症,发病突然,临床表现可与急性阑尾炎相似。溃疡病穿孔患者多数有慢性溃疡史,穿孔大多发生在溃疡病的急性发作期。溃疡穿孔所引起的腹痛,虽亦起于上腹部并可累及右下腹,但一般均迅速累及全腹,不像急性阑尾炎有局限于右下腹的趋势。腹痛发作极为突然,程度也颇剧烈,常可引致患者休克。体检时右下腹虽也有明显压痛,但上腹部溃疡穿孔部位一般仍为压痛最显著地方;腹肌的强直现象也特别显著,常呈"板样"强直。腹内因有游离气体存在,肝浊音界多有缩小或消失现象;X线透视如能确定膈下有积气,有助于诊断。

2.急性胆囊炎

总体上急性胆囊炎的症状与体征均以右上腹为主,常可扪及肿大和有压痛的胆囊,Murphy征阳性,辅以B超不难鉴别。

3.右侧输尿管结石

本病有时表现与阑尾炎相似。但输尿管结石以腰部酸痛或绞痛为主,可有向会阴部放射痛,右肾区叩击痛(＋),肉眼或镜检尿液有大量红细胞,B超检查和肾、输尿管、膀胱X线片(KUB)可确诊。

(三)妇科疾病

1.右侧异位妊娠破裂

这是育龄妇女最易与急性阑尾炎相混淆的疾病,尤其是未婚怀孕女性,诊断时更要细致。异位妊娠患者常有月经过期或近期不规则史,在腹痛发生以前,可有阴道不规则的出血史。其腹痛之发作极为突然,开始即在下腹部,并常伴有会阴部垂痛感觉。全身无炎症反应,但有不同程度的出血性休克症状。妇科检查常能发现阴道内有血液,子宫颈柔软而有明显触痛,一侧附件有肿大且具压痛;如阴道后穹隆或腹腔穿刺抽出新鲜不凝固血液,同时妊娠试验阳性可以确诊。

2.右侧卵巢囊肿扭转

本病可突然出现右下腹痛,囊肿绞窄坏死可刺激腹膜而致局部压痛,与急性阑尾炎相似。但急性扭转时疼痛剧烈而突然,坏死囊肿引起的局部压痛位置偏低,有时可扪到肿大的囊肿,都与阑尾炎不同,妇科双合诊或B超检查等可明确诊断。

3.其他

如急性盆腔炎、右侧附件炎、右侧卵巢滤泡或黄体破裂等,可通过病史、月经史、妇科检查、B超检查、后穹隆或腹腔穿刺等作出正确诊断。

六、治疗

手术切除是治疗急性阑尾炎的主要方法,但阑尾炎症的病理变化比较复杂,非手术治疗仍有其价值。

(一)非手术治疗

1.适应证

(1)患者一般情况差或因客观条件不允许,如合并严重心、肺功能障碍时,也可先行非手术治疗,但应密切观察病情变化。

(2)急性单纯性阑尾炎早期,药物治疗多有效,其炎症可吸收消退,阑尾能恢复正常,也可不再复发。

(3)当急性阑尾炎已被延误诊断超过48小时,病变局限,已形成炎性肿块,也应采用非手术治疗,待炎症消退,肿块吸收后,再考虑择期切除阑尾。当炎性肿块转成脓肿时,应先行脓肿切开引流,以后再进行择期阑尾切除术。

(4)急性阑尾炎诊断尚未明确,临床观察期间可采用非手术治疗。

2.方法

非手术治疗的内容和方法有卧床、禁食、静脉补充水、电解质和热量,同时应用有效抗生素以及对症处理(如镇静、止痛、止吐等)。

(二)手术治疗

绝大多数急性阑尾炎诊断明确后均应采用手术治疗,以去除病灶、促进患者迅速恢复。但是急性阑尾炎的病理变化和患者条件常有不同,因此也要根据具体情况,对不同时期、不同阶段的患者采用不同的手术方式分别处理。

七、急救护理

(一)护理目标

(1)患者焦虑情绪明显好转配合治疗及护理。

(2)患者主诉疼痛明显缓解或消失。

(3)术后未发生相关并发症或并发症发生后能得到及时治疗与处理。

(二)护理措施

1.非手术治疗

(1)体位:取半卧位休息,以减轻疼痛。

（2）饮食：轻者可进流质,重症应禁食以减少肠蠕动,利于炎症局限。

（3）加强病情观察：定时测量生命体征,密切观察患者的腹部症状和体征,尤其注意腹痛的变化;观察期间禁用镇静止痛剂,如吗啡等,以免掩盖病情。

（4）避免增加肠内压力：禁服泻药及灌肠,以免肠蠕动加快,增高肠内压力,导致阑尾穿孔或炎症扩散。

（5）使用有效的抗生素控制感染。

（6）心理护理：耐心做好患者及家属的解释工作,减轻其焦虑和紧张情绪;向患者和家属介绍疾病相关知识,使之积极配合治疗和护理。

2.术后护理

（1）体位：患者全麻术后清醒或硬膜外麻醉平卧 6 小时后,血压平稳,采用半卧位,以减少腹壁张力,减轻切口疼痛,有利于呼吸和引流。

（2）饮食护理：患者术后禁食,禁食期间给予静脉补液。待肛门排气,肠蠕动恢复后,进流质饮食,逐渐向半流质和普食过渡。

（3）合理使用抗生素：术后遵医嘱及时正确使用抗生素,控制感染,防止并发症发生。

（4）早期活动：鼓励患者术后在床上活动,待麻醉反应消失后可起床活动,以促进肠蠕动恢复,防止肠粘连,增进血液循环,促进伤口愈合。

（5）切口的护理：①及时更换污染敷料,保持切口清洁、干燥。②密切观察切口愈合情况,及时发现出血及感染征象。

（6）引流管的护理：①妥善固定引流管和引流袋,防止引流管折叠、受压或牵拉而脱出,并减少牵拉引起的疼痛。②保持引流通畅,经常从近端至远端挤压引流管,防止血块或脓液堵塞。如发现引流液突然减少,应检查引流管有无脱落和堵塞。③观察并记录引流液的颜色、性状及量,准确记录 24 小时的引流量。当引流液量逐渐减少、颜色逐渐变淡至浆液性,患者体温及血常规正常,可考虑拔管。④每周更换引流袋2～3 次。更换引流袋和敷料时,严格执行无菌操作,防止污染和避免引起逆行感染。

（7）术后并发症的观察及护理。①切口感染：是阑尾切除术后最常见的并发症,多见于化脓性或穿孔性阑尾炎。切口感染可通过术中有效保护切口、彻底止血、消灭无效腔等措施得到预防。一般临床表现为术后 2～3 天体温升高,切口处出现红、肿、痛。治疗原则：先试穿刺抽脓液,一经确诊立即充分敞开引流。排出脓液,放置引流,定期换药,短期内可愈合。②粘连性肠梗阻：与局部炎性渗出、手术损伤和术后长期卧床等因素有关。早期手术、术后早期下床活动可以有效预防该并发症,完全性肠梗阻者应手术治疗。③腹腔内出血:常发生在术后24~48小时内,多因阑尾系膜结扎线松脱或止血不彻底而引起。临床表现为腹痛、腹胀和失血性休克等。一旦发生出血,应立即输血、补液,紧急手术止血。④腹腔感染或脓肿:多发生于化脓性或坏疽性阑尾炎术后,尤其阑尾穿孔伴腹膜炎的患者。患者表现为体温升高,腹痛、腹胀、腹部压痛及全身中毒症状。按腹膜炎治疗和护理原则处理。⑤阑尾残株炎:阑尾残端保留过长超过 1 cm 时,术后残株易复发炎症,仍表现为阑尾炎的症状。X 线钡剂检查可明确诊断。症状较重者,应手术切除阑尾残株。⑥粪瘘:很少见。残端结扎线脱落、盲肠原有结核或肿瘤等病变、手术时误伤盲肠等因素均是发生粪瘘的原因。临床表现类似阑尾周围脓肿,经非手术治疗后,粪瘘多可自行闭合。少数需手术治疗。

(三)健康教育

(1)术前向患者解释禁食的目的和意义,指导患者采取正确的卧位。

(2)指导患者术后早期下床活动,促进肠蠕动恢复,避免肠粘连。

(3)术后鼓励患者进食营养丰富的食物,以利于伤口愈合。

(4)出院指导:若出现腹痛、腹胀等症状,应及时就诊。

参 考 文 献

[1] 王庆秀.内科临床诊疗及护理技术[M].天津:天津科学技术出版社,2020.

[2] 任潇勤.临床实用护理技术与常见病护理[M].昆明:云南科技出版社,2020.

[3] 王婷,王美灵,董红岩,等.实用临床护理技术与护理管理[M].北京:科学技术文献出版社,2020.

[4] 李卡,金静芬,马玉芬.加速康复外科护理实践专家共识[M].北京:人民卫生出版社,2019.

[5] 鞠红菊.现代眼科护理实践[M].长春:吉林科学技术出版社,2019.

[6] 雷秀珍.慢性肾病与腹膜透析护理[M].南京:江苏凤凰科学技术出版社,2021.

[7] 杨秀霞.现代妇产科护理技术与应用[M].汕头:汕头大学出版社,2020.

[8] 曹艳佩,邢小红,黄晓敏.实用腹膜透析护理[M].上海:复旦大学出版社,2019.

[9] 高正春.社区护理[M].武汉:华中科技大学出版社,2020.

[10] 蒋敬霞,门盛男,耿斐,等.眼科护理与临床用药[M].成都:四川科学技术出版社,2021.

[11] 叶丹.临床护理常用技术与规范[M].上海:上海交通大学出版社,2020.

[12] 黄俊蕾,赵娜,李丽沙.新编实用临床与护理[M].青岛:中国海洋大学出版社,2019.

[13] 鹿风云.实用外科常见病护理指导[M].哈尔滨:黑龙江科学技术出版社,2020.

[14] 孟凌春,刘琴.基础护理技术[M].广州:世界图书出版广东有限公司,2020.

[15] 韩杰,李越.眼科护理与操作指南[M].北京:人民卫生出版社,2019.

［16］徐宁.实用临床护理常规［M］.长春:吉林科学技术出版社,2019.

［17］刘玉春,牛晓琳,何兴莉.临床护理技术及管理［M］.北京:华龄出版社,2020.

［18］刘敏,刘树淼.外科护理技术［M］.上海:上海科学技术出版社,2020.

［19］迟琨.新编临床护理学理论与操作实践［M］.长春:吉林科学技术出版社,2019.

［20］姜琳琳,靳晶.社区护理［M］.武汉:华中科学技术大学出版社,2020.

［21］孙艳华.外科护理研究与实践［M］.天津:天津科学技术出版社,2020.

［22］魏华娟.实用肾脏疾病诊疗与护理［M］.长春:吉林科学技术出版社,2019.

［23］董和桂.现代护理技术与实践［M］.成都:四川科学技术出版社,2020.

［24］刘珍.临床神经外科护理实践［M］.哈尔滨:黑龙江科学技术出版社,2020.

［25］祁俊菊.社区护理［M］.北京:中国医药科技出版社,2020.

［26］李旸.神经外科护理思维实践［M］.北京:科学技术文献出版社,2020.

［27］刘敏,刘树淼.外科护理技术［M］.上海:上海科学技术出版社,2020.

［28］张阳.外科护理学理论基础与进展［M］.北京:科学技术文献出版社,2020.

［29］蒋红,顾妙娟,赵琦.临床实用护理技术操作规范［M］.上海:上海科学技术出版社,2019.

［30］刘洪军.现代临床护理与质量管理［M］.北京:科学技术文献出版社,2020.

［31］张秀萍.外科疾病临床护理［M］.天津:天津科学技术出版社,2020.

［32］尹永田,陈莉军.儿童保健与常见病中医护理［M］.北京:中国中医药出版社,2019.

［33］李桂梅.现代医院感染性疾病预防与护理［M］.哈尔滨:黑龙江科学技术出版社,2020.

［34］张静,郭东波,夏晓晨,等.基于加速康复外科的精细化护理干预在脑膜瘤术后患者中的应用［J］.中华现代护理杂志,2021,27(29):4015-4019.

［35］张艳香.优化儿童保健服务系统护理干预对儿童健康体检率、系统管理率的影响［J］.护理研究,2019,33(1):172-174.

［36］岳跃红,刘春燕.品质管理圈在妇产科优质护理服务中的应用［J］.重庆医学,2017,46(A02):379-381.

［37］周梦,妮娜,贾会英,等.社区护理人员灾害准备的研究进展［J］.护理学杂志,2018,33(2):99-102.

［38］李伟,张小伟.老年社区护理服务项目指标体系构建研究［J］.中国卫生统计,2019,36(4):514-517.